Dr Gabriel CHÈZE

Ex-Interne des Hôpitaux de Lyon

Moniteur au laboratoire d'Histologie à la Faculté

CONTRIBUTION A L'ÉTUDE

Du Syndrome du Noyau de Deiters

(Syndrome de Bonnier)

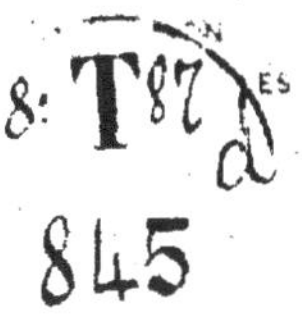

CONTRIBUTION A L'ÉTUDE

DU

SYNDROME

DU

NOYAU DE DEITERS

(SYNDROME DE BONNIER)

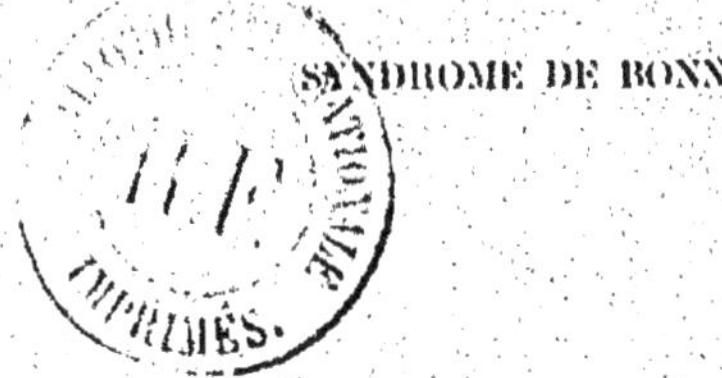

8 Td[87]
845

PUBLICATIONS ANTÉRIEURES :

Pleurésie sérofibrineuse par abcès du foie, en collaboration avec le Professeur Collet. *Lyon Médical*, 1906, n° 15.

Tumeur volumineuse du cou d'origine thyroïdienne. *Société des Sciences médicales*, 5 décembre 1906.

Phlébite typhique suppurée; résection des saphènes. *Société des Sciences médicales*, 19 décembre 1906.

Un cas d'embolie de l'artère mésentérique supérieure. *Lyon Médical*, 1908, n° 23.

Papillome du larynx, trachéotomie, ulcération trachéale canulaire inférieure aiguë. *Société des Sciences médicales*, 15 mai 1908.

Syndrome du noyau de Deiters, par hémorrhagie localisée de la protubérance, en collaboration avec M. le professeur Lannois. *Lyon Médical*, 1908, n° 44.

Pour paraître prochainement :

Tumeur du cervelet. Hydrocéphalie symptomatique, bruit de pot fêlé crânien.

Contribution à l'étude de la percussion du crâne.

CONTRIBUTION A L'ÉTUDE

DU

SYNDROME

DU

NOYAU DE DEITERS

(SYNDROME DE BONNIER)

PAR

Le Dr Gabriel CHÈZE

Ex-Interne des Hôpitaux de Lyon

Moniteur au laboratoire d'Histologie à la Faculté

BIBLIOTHÈQUE ... B. F. ...

LYON

IMPRIMERIES RÉUNIES

8, RUE RACHAIS, 8

1908

A MON PÈRE ET A MA MÈRE

Témoignage de reconnaissance et d'affection.

A MES MAITRES DANS LES HOPITAUX

Pendant les années d'externat :

A LA MÉMOIRE DU Dr GAILLETON ET DU Dr RABOT

MM. VILLARD.
NOVÉ-JOSSERAND.

MM. COMMANDEUR.
LECLERC.

Pendant les années d'internat :

MM. COLLET.
VALLAS.
LYONNET.
ROLLET.

MM. CHATIN.
LANNOIS.
TEISSIER.

A MES MAITRES AU LABORATOIRE D'HISTOLOGIE

M. le Professeur RENAUT.

M. le Professeur agrégé REGAUD.

INTRODUCTION

Nous avons pour but d'étudier dans ce travail l'ensemble des symptômes causés par les lésions du noyau de Deiters.

Il nous a paru indispensable de décrire au début minutieusement les rapports anatomiques et les connexions de ce noyau, ainsi que d'en rappeler la physiologie et celle de l'appareil vestibulaire avec laquelle elle se confond.

Ces notions établies, nous avons fait l'histoire du syndrome, nous avons cherché les cas qui pouvaient s'y rapporter ; nous avons enfin, après une discussion de la légitimité d'un tel groupement de symptômes, cherché à établir que ce groupement fréquent dans les lésions de la calotte bulbo-protubérantielle, pouvait être rapporté aux lésions du noyau de Deiters ou des faisceaux émanés de lui.

Nous avons rapporté quatre observations nouvelles, dont une avec contrôle anatomique.

Pour le reste, nous avons fait une revue générale, groupant des notions éparses et toutes parfaitement connues.

Pour l'anatomie et la physiologie, les travaux de Van

Gehuchten, pour la pathologie, les articles de Bonnier nous ont surtout servi.

M. Lannois, médecin des hôpitaux, professeur adjoint à la Faculté, nous a donné l'idée de cette thèse ; il en a accepté la présidence, nous le prions d'agréer l'assurance de toute notre gratitude.

CHAPITRE PREMIER

Etude anatomique du noyau de Deiters.

Le nerf vestibulaire, issu des taches acoustiques de l'utricule et du saccule, et des ampoules des canaux semi-circulaires, traverse, à son émergence de l'oreille interne, le ganglion de Scarpa, homologue des ganglions rachidiens, puis, s'accolant à l'auditif, il chemine avec ce nerf jusqu'aux parois latérales du bulbe. Il se sépare alors de l'auditif pour s'enfoncer dans le bulbe et se perdre dans ses noyaux propres, le noyau dorsal interne, dorsal externe ou de Deiters, et le noyau de Béchterew : tous amas de substance grise dont nous allons exposer la situation, les rapports et les connexions :

On désigne sous le nom de noyau de Deiters, un amas de substance grise occupant la région latérale de la calotte bulbo-protubérantielle. Si nous faisons une coupe de la protubérance passant par les angles latéraux du quatrième ventricule, à la limite dorsale, toute conventionnelle du bulbe et de la protubérance, nous voyons aux angles du losange ventriculaire, à la partie inféro-interne des corps restiformes, qui vont devenir les pédoncules cérébelleux inférieurs, une traînée de substance grisâtre assez mal délimitée. Cette masse grise constitue le noyau de Deiters ou noyau dorsal externe. Les limites de ce noyau sont effacées et floues. Du côté interne, elles viennent au contact d'une autre masse de substance grise, le noyau dorsal interne (noyau triangulaire, noyau postérieur) qui, comme le noyau de Deiters, est un point de terminaison de la racine ascendante du nerf vestibulaire.

Sur le côté externe, le noyau se prolonge en une traînée grisâtre, qui lui fait suite sans limitation précise possible. Cette masse nouvelle constitue le noyau de Bechterew. Ce nouveau noyau a d'ailleurs la même valeur fonctionnelle que le noyau de Deiters et le noyau dorsal interne, il reçoit une partie des fibres de la racine ascendante de la branche vestibulaire.

Toutes ces productions grises sont situées en dedans du corps restiforme ; tandis que sur le même plan de coupe, mais en dehors de lui, se trouvent les noyaux terminaux de l'auditif, noyau antérieur de l'auditif et tubercule acoustique.

Mal délimité latéralement, le noyau de Deiters l'est moins bien encore en haut et en bas.

En haut, il se prolonge en une traînée de substance grise, qui, longeant la partie interne profonde du corps restiforme et du pédoncule cérébelleux inférieur, finit par aboutir aux noyaux du toit du cervelet. Il est impossible de tracer entre ces productions une limite précise, soit macroscopiquement, soit microscopiquement. En bas, du côté de la moelle, il est difficile également d'assigner des limites au noyau de Deiters, une traînée cellulaire analogue à celle dont nous venons de parler, descend sous le corps restiforme, donnant naissance à des fibres nerveuses qui vont devenir le faisceau vestibulo-spinal, faisceau que nous étudierons avec les connexions du noyau de Deiters.

Il résulte de cet exposé, que le système de terminaison bulbo-protubérantiel du nerf vestibulaire, se compose d'une suite presque ininterrompue de substance grise, qui, en allant de la ligne médiane vers l'intérieur, comprend : le noyau dorsal interne, le noyau de Deiters, le noyau de Bechterew, la traînée cellulaire sous-jacente au pédoncule cérébelleux inférieur, les noyaux de toit du cervelet. Si l'on se souvient que le noyau dorsal interne occupe la ligne médiane, et qu'il est jointif de celui du côté opposé, on verra que le système vestibulaire forme un cercle continu de substance grise, cercle dont la base est protubérantielle et le sommet cérébelleux.

Dans cet amas de substance grise, nous rattacherons au noyau de Deiters, le noyau de Bechterew et la substance grise du pied du pédoncule cérébelleux, nous en retrancherons le noyau dorsal interne, qui peut d'ailleurs, macroscopiquement, être distingué, et dont la constitution histologique est nettement différente.

En effet, tandis que dans les noyaux de Deiters, de Bechterew, et dans la substance sous-pédonculaire, on trouve des cellules multipolaires de grandes dimensions, ayant l'aspect de cellules motrices, on rencontre dans le noyau interne, de petites cellules étoilées, fusiformes, dont la fonction doit être différente.

Le noyau de Deiters est situé dans la substance réticulée de la calotte protubérantielle ; nous étudierons ses rapports de contiguïté, puis ses connexions.

Rapports de contiguité

Le noyau de Deiters est situé sur le même plan de coupe que les noyaux d'origine du facial, du moteur oculaire externe, que le noyau descendant de terminaison du trijumeau.

Sur une coupe passant par les angles latéraux du quatrième ventricule, on voit le noyau de Deiters, joindre sur un trajet de un ou deux millimètres, l'anse du facial.

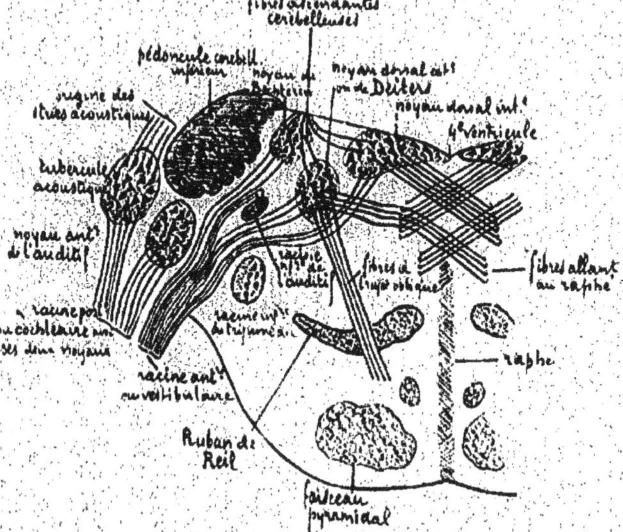

Coupe à la limite du bulbe et de la protubérance, montrant les noyaux de terminaison du nerf vestibulaire, et leurs rapports avec les terminaisons auditives. (D'après Testut.)

Dans cette anse se trouve le noyau du moteur oculaire externe, sur un plan plus interne, le noyau du facial.

Entre les fibres du facial et le noyau de Deiters vient s'insinuer l'extrémité de la racine ascendante du trijumeau.

Les noyaux des nerfs craniens situés plus bas dans le bulbe, glosso-pharyngien, hypoglosse, n'ont pas de rapports de contiguïté avec le noyau de Deiters ; de même, les nerfs plus élevés du tronc du mésencéphale (pathétique, moteur oculaire commun), mais ils lui sont reliés, ainsi que nous allons le montrer tout à l'heure par les fibres de la bandelette longitudinale postérieure.

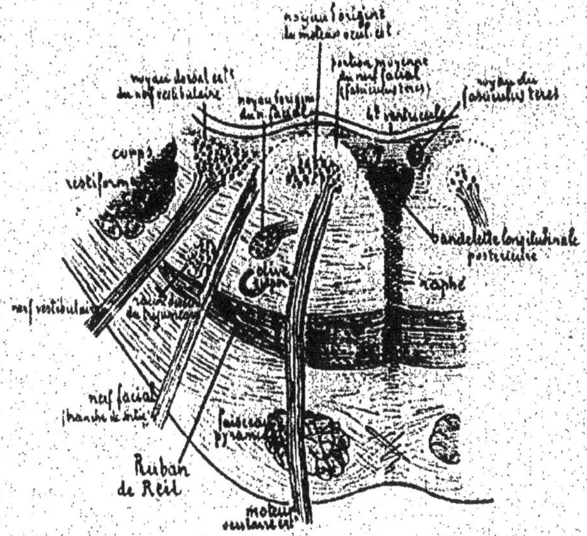

Coupe transversale de la partie inférieure de la protubérance, montant les rapports du noyau de Deiters avec le facial, le moteur oculaire externe, la racine descendante du trijumeau. (D'après Testut.)

Le noyau est plongé au sein de la substance réticulée, dont le feutrage compliqué contient des voies réflexes multiples : les lésions du noyau, étendues à cette substance réticulée, occasionneront des accidents variés suivant la localisation.

Connexions du noyau de Deiters

Du noyau de Deiters partent deux faisceaux : un pour la moelle, faisceau descendant vestibulo-spinal ; un pour le mésencéphale, ascendant et contribuant à former la bandelette longitudinale postérieure. Nous allons étudier ces deux formations.

Faisceau descendant du noyau de Deiters vestibulo-spinal. — On sait que Marchi avait décrit dans le cordon antéro-latéral de la moelle, un faisceau venant du cervelet. Il avait trouvé ce faisceau dégénéré sur des moelles d'animaux, auxquels Luciani avait détruit une partie du cervelet avec le pédoncule cérébelleux inférieur.

Ce faisceau qui, d'après Marchi, partait du vermis et des lobes cérébelleux, aurait été retrouvé par Thomas, qui lui donnait comme origine l'olive cérébelleuse, le faisait passer par le noyau de Deiters, pour ensuite descendre dans l'épaisseur du cordon antéro-latéral de la moelle.

Ce passage de fibres directes du cervelet dans la moelle a été attaqué par différents auteurs.

Ferrier et Turner, à la suite d'expériences destructives portant sur les pédoncules cérébelleux inférieurs, ont admis que le faisceau décrit par Marchi ne venait pas du cervelet, mais que sa dégénération succédait à des lésions du noyau de Deiters.

Russel arrive aux mêmes conclusions.

Monakow, après lésion de la moelle cervicale (cordon antéro-latéral), aurait montré des cellules en chromatolyse dans le noyau de Deiters.

Biedl, Mott, Borilowski arrivent au même résultat.

Ramon-y-Cajal, tout en admettant un faisceau cérébello-spinal, qu'il fait passer par le pédoncule cérébelleux supérieur, et se détacher du faisceau cérébello-rubrique dans la calotte pédonculaire, pour descendre ensuite dans le cordon antéro-latéral, admet également la possibilité d'un faisceau venant du noyau de Deiters.

Van Gehuchten, dans un travail récent, et usant de la méthode de destruction du noyau de Deiters pour suivre la dégénérescence wallerienne dans les fibres issues de ce noyau ; tandis que chez d'autres animaux il étudiait la dégénérescence indirecte, rétrograde (chromatolyse des cellules d'origine des fibres lésées), est arrivé, par ces méthodes convergentes, à préciser qu'un faisceau descendant partait du noyau de Deiters et des amas cellulaires sous-jacents au corps restiforme ; de là ce faisceau passe dans la moelle où il peut être suivi jusque dans la région lombaire. Mott, qui a étudié le mode de terminaison de ce faisceau descendant, a vu, chez le singe, des fibres passer en grand nombre par la commissure antérieure et aller se terminer du côté opposé à la base de la corne antérieure.

Probst et Fraser les auraient vu se terminer tantôt du côté correspondant, tantôt du côté opposé.

En tous cas, les fibres du faisceau se terminent, comme toutes les fibres du faisceau fondamental de la moelle, par des arborisations libres autour des cellules motrices des cornes antérieures.

Il y aurait peut être lieu de voir dans ce faisceau une voie d'équilibration statique, et peut-être pourrait-on expliquer par cette connexion du noyau de Deiters, le dérobement de jambes, phénomène accompagnant souvent le vertige labyrinthique.

Connexions du noyau de Deiters avec le faisceau longitudinal postérieur, faisceau vestibulo-mésencéphalique de Van Gehuchten. — On sait qu'on a l'habitude de désigner sous le nom de faisceau longitudinal postérieur, ou de bandelette longitudinale postérieure, un amas irrégulier de fibres nerveuses parsemées de noyaux gris mal individualisés, qui continuent la formation réticulaire du bulbe, et vont, à travers la calotte protubérantielle et pédonculaire, jusqu'à la terminaison du tronc cérébral, où les fibres s'épuisent, soit dans les noyaux qui sont les origines du moteur oculaire commun, soit dans la couche optique.

Considéré au début comme étant uniquement formé de fibres sensitives (Kolliker-Cajal), ce faisceau est formé de fibres sensitives et motrices, ainsi que l'a démontré Van Gehuchten. C'est une voie de transmission des impressions, unissant les uns aux autres des noyaux moteurs et des noyaux sensitifs, c'est un lieu de passage de fibres destinées à des mouvements réflexes.

Les auteurs ne tardèrent pas à reconnaître, dans la bandelette longitudinale postérieure, des fibres émanées du noyau de Deiters. Ces fibres furent vues chez le chien par Fraser ; Bruce eut l'occasion de les retrouver chez l'homme, dans une étude qu'il fit des dégénérescences dans le tronc du mésencéphale, dans un cas de tumeur du plancher du quatrième ventricule. Les recherches de Thomas, de Probst, de Russel, vinrent confirmer les vues des premiers auteurs.

Thomas, après avoir étudié les dégénérescences consécutives à la lésion du noyau de Deiters chez le chien, concluait : « que ce noyau donne naissance à des fibres qui vont en grand nombre au faisceau longitudinal postérieur du même côté et du côté opposé. Celles du même côté descendent et se continuent au-dessous du bulbe dans le faisceau fondamental antérieur de la moelle, celles du côté opposé montent dans la protubérance et vont se terminer dans les noyaux de la troisième paire. »

Russel observe chez le singe une disposition analogue.

Probst, après étude approfondie des connexions du noyau de Deiters, arrivait aux conclusions suivantes : Le noyau de Deiters donne des fibres ascendantes que l'on peut suivre dans le faisceau longitudinal postérieur, il donne des fibres descendantes que l'on peut poursuivre jusque dans le cordon antéro-latéral de la moelle. Nous connaissons déjà ces fibres descendantes, qui constituent le faisceau vestibulo-spinal. Les fibres ascendantes abandonnent de nombreuses collatérales aux noyaux des nerfs, moteur oculaire externe, pathétique, moteur oculaire commun. Les fibres seraient directes et croisées, mais les fibres directes seraient plus nombreuses que les fibres croisées.

D'après Probst, les fibres du faisceau descendant abandonneraient, dans la substance réticulaire du bulbe, quelques filets aux noyaux d'origine des nerfs craniens moteurs, hypoglosse, glossopharyngien, pneumogastrique, et aux noyaux sensitifs de ces deux derniers nerfs, ainsi qu'au noyau du trijumeau.

Van Gehuchten, dans un travail plus récent, 1904, n'admet pas toutes les conclusions des auteurs précédents. Il fait remarquer que ces auteurs ne sont pas d'accord sur la marche des fibres dans la bandelette longitudinale postérieure, les uns les décrivant croisées, les autres directes.

Il dit ensuite, qu'il n'est pas absolument établi, que le noyau de Deiters soit seul l'origine des fibres décrites. Toutefois, il donne comme seule origine possible des fibres, les noyaux de Deiters, de Bechterew, ou la traînée de cellules sous-jacentes au pédoncule cérébelleux inférieur, ce qui, physiologiquement, revient au même, ces formations grises étant toutes des points de terminaison des racines du nerf vestibulaire.

Il admet, que, du noyau de Deiters s'échappent deux faisceaux, l'un ascendant, faisceau vestibulo-mésencéphalique que l'on suit dans la bandelette longitudinale postérieure jusqu'aux noyaux du moteur oculaire commun, dans lesquels il se termine, et une racine descendante se confondant avec la racine vestibulo-spinale.

Il a cherché à expliquer la divergence d'opinion des auteurs, par la complication, dans cette région, des fibres arciformes, au milieu desquelles il devient très difficile de suivre un faisceau. Pour lui, la plupart des fibres émanées du noyau de Deiters se terminent du même côté. Il arrive à la fin de son étude à cette conclusion : « La seule déduction physiologique que nous permet, pour le moment, la constitution anatomique de la bandelette longitudinale postérieure, c'est que, par une de ses parties, elle représente une voie nerveuse ascendante et descendante, reliant les masses grises terminales du nerf acoustique aux noyaux d'origine des nerfs moteurs cérébraux et spinaux. Cette voie intervient sans aucun doute dans le mécanisme des mouvements réflexes en connexion avec les impressions recueillies par le nerf vestibulaire. »

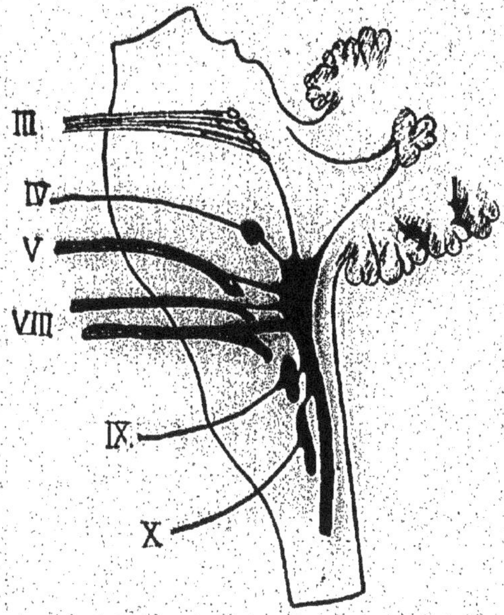

Schéma emprunté à P. Bonnier, montrant les connexions du noyau de Deiters avec les noyaux moteurs et sensitifs des nerfs méso-céphalique, avec le cervelet, avec la moelle.

Il résulte de cette description anatomique que le noyau de Deiters envoie des fibres aux noyaux des nerfs moteurs cérébraux et spinaux. Ces noyaux sont des relais pour les fibres vestibulaires, relais importants, car ils ne manquent jamais dans la série des mammifères. Pour comprendre toute l'importance de ces relais, il est indispensable d'étudier, dans ses grands traits, la valeur physiologique du nerf et de l'appareil vestibulaire.

CHAPITRE II

Etude physiologique.

La relation des canaux semi-circulaires et du nerf vestibulaire avec la fonction d'équilibration ont été entrevus par Flourens, en 1824.

De Cyon, en 1874, parla le premier du sens de l'espace qu'il attribuait aux canaux semi-circulaires, et dont il faisait du nerf vestibulaire l'organe transmetteur.

La question étudiée par Ewald, Duval et Laborde, a été remarquablement mise au point par Pierre Bonnier, qui, dans plusieurs publications, a exposé les fonctions diverses de l'appareil équilibrateur.

Les canaux semi-circulaires nous fournissent d'abord le sens de l'espace.

À la suite d'excitations extérieures, d'un bruit, par exemple, les ondes sonores viennent impressionner le tympan, et grâce à l'appareil transmetteur, le son est entendu. Mais en même temps, les ondes sonores, suivant leur point de départ, sont arrivées au tympan en ligne plus ou moins droite ou oblique, et suivant leur incidence, ont déprimé dans un sens donné la chaîne des osselets et par suite la fenêtre ovale ; un déplacement de liquide labyrinthique s'en est suivi, déplacement défini pour une incidence donnée. Il en résulte une sensation qui permet de localiser le son dans tel ou tel point de l'espace. On arrive ainsi à avoir un espace auditif, comme on a un espace tactile et un espace visuel, acquis par l'expérience, ce sont toutes ces notions qui, superposées et fondues, forment notre notion d'espace.

Les canaux semi-circulaires n'ont pas seulement pour fonction de nous fournir la notion de l'espace, mais encore ils nous renseignent à tout moment sur les changements de position de la tête. L'oscillation, dans les canaux, du liquide inerte et soumis aux seules lois de la pesanteur, serait l'agent de la transmission de ces changements à l'épithélium sensible de taches acoustiques. C'est grâce à cet appareil des trois canaux disposés à angle droit dans chacun des plans de l'espace, que nous avons la notion de ces trois plans, et que nous pouvons orienter nos membres et notre tête comme il nous convient, et reconnaître cette orientation, quand nous avons cédé à des mouvements transmis.

Et c'est la raison pour laquelle l'intégrité des canaux semi-circulaires est indispensable à la parfaite coordination des mouvements et à la conservation de l'équilibre.

Cette action des canaux semi-circulaires est connue depuis longtemps.

Flourens a démontré en 1824, que la section isolée de chacun des canaux semi-circulaires produit des mouvements désordonnés dans le sens du plan du canal sectionné.

Les expériences de Van-Gehuchten sont très démons-

BIBLIOTHÈQUE NATIONALE RF IMPRIMÉS

tatives. Chez un lapin, après destruction unilatérale des canaux semi-circulaires, ou section du nerf vestibulaire, on note une perturbation de l'équilibre du corps et surtout de la tête.

Après l'opération, il existe des mouvements désordonnés de rotation autour de l'axe longitudinal du corps, le lapin opéré se roule sur le côté lésé, il roule ainsi jusqu'à ce qu'il ait trouvé un point d'appui pour le bloquer.

La section du nerf entraîne surtout une déviation et une rotation de la tête du côté lésé. Cette inclinaison est telle, que le cou subit une torsion forcée autour de son axe, si bien que l'occiput regarde en bas et le museau en haut ; c'est cette inclinaison, qui s'exagérant, finit par amener la chute de tout le corps et son mouvement de rotation autour du côté opéré.

Pendant ce mouvement il existe de la déviation conjuguée des yeux, strabisme interne pour le côté opéré, strabisme externe pour le côté opposé. Il existe pour les deux yeux du nystagmus horizontal.

Ces troubles s'amendent au bout de quelques jours. Toutefois, quand les animaux ont une longue survie, ils n'arrivent jamais à avoir une équilibration parfaite ; la tête reste toujours déviée ; les mouvements du côté opéré sont maladroits et mal coordonnés.

Des troubles de même nature, mais moins intenses à cause de la moins grande étendue des désordres, ont été observés chez l'homme après lésion du nerf labyrinthique.

Pierret, Brown-Séquard, Bechtrew, en ont rapporté des observations.

L'intégrité de l'appareil vestibulaire, de son nerf et de

ses noyaux est indispensable à la parfaite coordination des mouvements associés des yeux.

Les connexions du noyau de Deiters avec les noyaux moteurs oculaires pouvaient à eux seuls le faire prévoir.

La notion physiologique que les canaux semi-circulaires nous renseignent sur la situation de la tête dans l'espace, et que la direction du regard dépend avant tout de cette orientation, indiquent parfaitement la raison de ce rapport anatomique et la cause de cette synergie.

Expérimentalement, on constate après destruction des canaux semi-circulaires, ou la section du nerf vestibulaire, des déviations conjuguées des yeux, qui regardent du côté de la lésion ; de plus, on note du nystagmus horizontal : De Cyon, Bonnier, Van Gehuchten.

Cliniquement, la destruction du noyau de Deiters ou de ses connexions avec les noyaux moteurs oculaires par lésions de la calotte protubérantielle donnent des paralysies des mouvements associés : Raymond et Cestan.

Les lésions, l'inflammation des canaux semi-circulaires, au cours des otites moyennes, donnent lieu quelquefois à des paralysies des muscles de l'œil, et surtout à celle du droit externe de l'œil du même côté (Gradenigo, Heyraud).

L'excitation du labyrinthe, par injection d'eau chaude ou d'eau froide dans le conduit auditif, produit, dans certains cas, du nystagmus horizontal (Barany).

On comprend facilement que les lésions des noyaux de terminaison du nerf labyrinthique produisent les mêmes désordres que les lésions du tronc du même nerf ou de ses organes d'origine ; c'est ce qui s'est réalisé dans les observations que nous allons rapporter.

Van Gehuchten conclut des expériences citées tout à l'heure (et c'est en rapportant ses paroles que nous terminerons ce rapide exposé physiologique) : « Ces troubles profonds montrent bien l'influence considérable que l'appareil vestibulaire exerce, par l'intermédiaire de ses noyaux de terminaison bulbaire et de leurs voies ascendantes et descendantes, sur tous nos muscles périphériques. Cette influence est toutefois prédominante sur les muscles du côté lésé, ce qui pourrait laisser entrevoir les importantes connexions directes établies entre le noyau de Deiters et la moelle épinière par le faisceau vestibulo-spinal ; entre les noyaux de Deiters et de Bechterew et le mésencéphale par le faisceau triangulaire ou vestibulo-mésencéphalique. »

Il nous paraît utile de faire remarquer, que les fonctions d'équilibration et de coordination musculaire sont purement réflexes, et que les impressions qui les règlent n'arrivent jamais au champ de la conscience. Ce fait n'étonne nullement, si l'on songe que l'appareil vestibulaire, dont les relais bulbaires ont des connexions si riches avec le cervelet, avec les noyaux d'origine des nerfs moteurs mésencéphaliques bulbaires et spinaux, et les noyaux de terminaison bulbaire des nerfs sensitifs, n'envoie aucun filet à la zone corticale. Ce fait nous aide aussi à comprendre, pourquoi les fonctions d'équilibration ont été étudiées si tardivement, malgré l'intérêt de cette étude, et le problème immense qu'elle soulève, problème dont la physiologie pure n'aurait peut-être pas énoncé les données, si la clinique ne les avait posées ?

CHAPITRE III

Pathologie du noyau de Deiters.

§ I. — Historique du syndrome

C'est Bonnier, qui le premier décrivit la pathologie de l'appareil vestibulaire central, et rapporta à des lésions de cet appareil certains faits observés cliniquement.

En 1897, décrivant le tabes labyrinthique, il dit que la 8e paire peut, comme les autres racines postérieures, être atteinte par le tabes. Il rattache à des lésions du nerf vestibulaire, ou de son appareil bulbaire, certains troubles, tels que le vertige, l'incoordination, la perte du sens des attitudes, du sens stéréognostic. Il explique certains cas observés de nystagmus et de mouvements désordonnés des yeux, par les connexions que présentent les noyaux moteurs oculaires avec le noyau de Deiters.

Il émit, dans cette même étude, sa théorie de l'enjambement internucléaire, et s'efforça de montrer comment une impression, arrivant de la périphérie au noyau donné d'un nerf sensitif, pouvait se propager de proche en proche, passer de noyau à noyau, sans provoquer de réaction, et arriver ainsi, après un plus ou moins long cheminement, à un noyau situé loin de son point de départ, où elle serait suivie de mouvement ou de sensation consciente. C'est ainsi qu'il donnait l'exemple du vertige qui peut naître d'un effort de convergence ou d'accommodation ; du vertige qui suit une indisposition gastrique si légère, que le malade n'a perçu aucune douleur localisée à l'estomac; mais l'impression douloureuse subconsciente est montée par le tronc du pneumogastrique, elle a cheminé dans le bulbe se transmettant de proche en proche jusqu'au noyau de Deiters où elle s'est manifestée.

Il donnait l'exemple plus typique encore du strabisme apparaissant chez l'enfant comme symptôme unique d'une hernie, d'une colique ; l'impression serait dans ces cas montée jusqu'au bulbe, puis, passant de noyau à noyau, serait allée jusqu'à l'extrême limite du tronc cérébral, sans provoquer d'autre réaction que celle d'une partie des masses grises oculomotrices. Ce fait de l'enjambement internucléaire complique à l'infini la symptomatologie bulbaire, une impression apportée au bulbe provoquera telle ou telle réaction, suivant chaque individu et ses tendances pathologiques ; les symptômes apparaissant dans l'appareil le moins bien équilibré.

En 1902, Pierre Bonnier, s'appuyant sur des notions anatomiques et physiologiques concernant le noyau de Deiters, notions récemment acquises par Probst, décrivait le syndrome bulbaire propre à ce noyau, syndrome qui depuis a porté son nom.

« On connait, dit-il, les connexions du noyau de Deiters avec la racine vestibulaire du nerf labyrinthique, avec le cervelet, avec les noyaux de la 6ᵉ et de la 3ᵉ paire, avec les centres du glossopharyngien et du pneumogastrique. On voit aussi que certaines fibres de la racine cochléaire passent près de lui et que d'après Probst il reçoit quelques collatérales du trijumeau sensitif. En superposant les notions physiopathologiques à ces données anatomiques, on peut attribuer légitimement à ce noyau le syndrome suivant : vertige avec dérobement partiel ou total de l'appareil de sustentation ; troubles oculomoteurs réflexes, état nauséeux et anxieux ; phénomènes auditifs passagers, et manifestations douloureuses dans certains domaines du trijumeau.

« Ce noyau, ajoutait-il, est assez vaste pour n'être que partiellement touché; et comme dans tout syndrome, chaque trouble composant peut se présenter avec des formes et des intensités variables. Le syndrome n'est pas toujours complet. »

Dans une autre étude, le même auteur, s'appuyant sur l'énoncé du syndrome, faisant intervenir, d'autre part, le phénomène décrit et désigné par lui sous le nom d'enjambement internucléaire, et les susceptibilités individuelles, rattacha à une lésion, ou une irritation fonctionnelle du noyau de Deiters, toute une série de troubles bulbaires.

Il donna plusieurs observations, toutes dissemblables par quelques côtés, mais toutes ayant un symptôme fondamental commun, qui leur sert de lien, et qui les groupe : le vertige avec dérobement des jambes. Autour de ce vertige, symptôme fondamental, et suivant que l'excitation montera ou descendra dans le tronc mésencéphalique, on observera des phénomènes oculaires, éblouissements, diplopie, strabisme ; des phénomènes auditifs ; moteurs de la face, de la langue ; des phénomènes cardiaques, gastriques, intestinaux. Les troubles seront ainsi tantôt très nombreux, tantôt très rares, dramatiques, ou passant presque inaperçus, suivant le nombre et la qualité des noyaux, répondant secondairement à l'excitation.

Mais quelle excitation ? On trouvait souvent à la base le syndrome des lésions de l'oreille moyenne, et l'irritation du labyrinthe et du noyau de Deiters était toute extérieure.

On trouvait des crises à point de départ viscéral. On rencontrait le syndrome chez certains épileptiques dont les aura étaient toutes bulbaires. Mais ce n'étaient là que troubles fonctionnels, la lésion manquait.

Cette lésion, Bonnier eut l'occasion de l'observer, en faisant, dans le service de Dieulafoy, l'autopsie d'un sujet qui avait présenté certains symptômes à rattacher au syndrome du noyau de Deiters.

Cependant, si personne avant Bonnier n'avait rapporté à la lésion du noyau de Deiters les troubles qui d'après lui en constituent le syndrome, différents auteurs avaient signalé avant lui une partie de ces troubles et leur coïncidence avec les lésions de la calotte bulbaire et protubérantielle.

On trouve dans la littérature médicale plusieurs observations de ce genre.

Nothnagel, dans son *Traité des maladies de l'encéphale*, en rapporte deux cas :

Le premier de Leyden, dans lequel un malade était incapable de se tenir debout, et perdait l'équilibre, vacillant çà et là. A l'autopsie, on trouva un ramollissement qui s'étendait du milieu des olives bulbaires à leur terminaison.

Dans un autre cas de Proust, le malade oscillait, ne pouvait se tenir debout, avait des tendances à tomber à gauche. L'autopsie montra un caillot oblitérant l'artère vertébrale gauche sur un trajet de plus d'un centimètre.

Senator, cité par Grasset, a observé, dans la moitié gauche du bulbe, un foyer de ramollissement d'un centimètre de longueur dans son plus grand diamètre ; le malade avait des vertiges et de la tendance à tomber à gauche.

Leclerc (1901), dans un cas dont nous rapportons ci-dessous l'intéressante observation, vit un ramollissement localisé du bulbe, qui donna lieu à un syndrome cérébelleux : perte totale de l'équilibre, titubation, vertige intense (le malade couché voyait les objets tourner autour de lui). Ces symptômes s'accompagnèrent de phénomènes du côté du pneumogastrique. Leclerc avait expliqué la pathogénie de ce syndrome cérébelleux par lésion uniquement bulbaire, par ce fait, que le cervelet étant un organe équilibrateur, il ne peut remplir ce but que si des faisceaux viennent à lui de toutes les régions des centres nerveux, pour y apporter les incitations nécessaires à l'élaboration des réflexes équilibrateurs ; or, une partie de ces filets, ceux qui viennent de la moelle, passent par le bulbe, et c'est à leur lésion que devaient être rattachés les phénomènes cérébelleux observés.

La même année, Raymond et Cestan avaient publié, dans la *Revue neurologique*, trois cas de paralysie des mouvements associés des globes oculaires. Ce symptôme avait eu pour cause, dans chacun des cas, le développement d'un tubercule de la calotte bulbo-protubérantielle ;

toutefois les noyaux du moteur oculaire commun avaient été trouvés sains. Dans chacune des observations on avait noté des symptômes très nets de perte de l'équilibre, démarche titubante, vertige, hémiasynergie cérébelleuse. On avait noté des troubles de la sensibilité, surtout dans le domaine du trijumeau.

Des troubles moteurs n'étaient pas apparus tout d'abord, mais seulement en dernier lieu, l'intrication compliquée et solide du faisceau pyramidal, opposant d'après les auteurs une barrière efficace à la propagation du tubercule. Toutefois, sur la fin, les tubercules s'étant accrus, et frappant plusieurs noyaux, la symptomatologie se faisait plus compliquée, c'est ainsi qu'on pouvait observer de la polyurie, de la glycosurie, de l'angoisse, des palpitations, enfin, de l'hémianesthésie et de l'hémiplégie par lésion du ruban de Reil et du faisceau pyramidal.

Les auteurs avaient expliqué les troubles oculaires par la destruction d'une partie des fibres de la bandelette longitudinale postérieure, qui contient, comme on sait, des fibres réunissant les centres moteurs oculaires.

Pour les troubles de l'équilibre, ils avaient admis la lésion des fibres spino-cérébelleuses ascendantes.

En 1902, Babinski et Nageotte publiaient un cas beaucoup plus compliqué, où des lésions de ramollissement s'étendaient non seulement à la calotte bulbo-protubérantielle, mais encore au pied. Il s'ensuivait des symptomes nucléaires, plus une hémiplégie et une hémianesthésie.

L'observation peut se résumer ainsi : Un homme de 50 ans, syphilitique depuis l'âge de 30 ans, est pris brusquement, en pleine santé, d'accidents nerveux graves.

hémiasynergie du membre inférieur gauche, latéropulsion vers la gauche, tremblement léger du membre supérieur, hémiplégie légère et hémianesthésie droite, difficulté de la déglutition, léger rétrécissement de la pupille gauche.

Douze jours après le début des accidents, le malade meurt, et l'autopsie permet de constater la présence de lésions syphilitiques artérielles, et de méningite diffuse avec ramollissements multiples, localisés dans la moitié gauche du bulbe.

L'hémiplégie et l'hémianesthésie droites s'expliquent parfaitement par la topographie de la lésion, qui atteint à gauche le ruban de Reil et le faisceau pyramidal avant leur entre-croisement. Il est simple d'expliquer les phénomènes bulbaires, difficulté de la déglutition, par la lésion du noyau du pneumogastrique ; les phénomènes pupillaires gauches tiennent, vraisemblablement, à une lésion du sympathique bulbaire.

Par contre, le syndrome cérébelleux, sensation vertigineuse, nystagmus, latéropulsion du côté lésé, hémiasynergie du même côté, s'expliquent moins facilement, en dehors des lésions du cervelet.

Pour expliquer ces symptomes, il y a, d'après les auteurs, trois hypothèses soutenables :

Une lésion bilatérale des faisceaux olivo-cérébelleux.

Une lésion unilatérale du faisceau qui met en rapport le noyau de Deiters avec la moelle.

Une interuption des fibres centripètes constituées par le faisceau de Govers.

De ces trois hypothèses, ils retenaient surtout la seconde : « Le noyau de Deiters doit jouer un grand rôle, ses relations avec le nerf vestibulaire servent à le désigner comme un des centres les plus importants de l'équilibre.»

Les auteurs font remarquer que la latéropulsion est un symptôme fréquent des lésions de la calotte bulbo-protubérantielle, qu'il est un excellent moyen de diagnostic des affections de cette région, car il attire immédiatement l'attention.

Thomas (1905) rapporte un cas de syndrome cérébelleux avec lésion bulbaire, nous donnons ci-après l'observation. Nous y retrouvons une partie des éléments constituants du syndrome de Bonnier ; toutefois, les lésions étaient compliquées, diffuses, intéressaient le tronc des nerfs après leur émergence, si bien que l'auteur ne paraît pas admettre, qu'il s'agisse bien de lésions du noyau de Deiters, encore que sur les coupes, le nerf vestibulaire paraisse dégénéré dans son trajet bulbaire.

Il y a quelques semaines (Académie de Médecine, séances des 10 et 17 novembre 1908), Dieulafoy présentait à l'Académie de Médecine un malade, syphilitique depuis six ans, et entrant à l'hôpital pour une ophtalmoplégie totale bilatérale, une atrophie du sterno-mastoïdien et du faisceau supérieur du trapèze du même côté. Il existait en même temps de la polyurie, de polydypsie, des troubles palato-pharyngés du vertige intense.

Tous symptômes indiquant, d'après l'auteur, une lésion bulbaire non douteuse intéressant dans une certaine mesure le noyau de Deiters et certains autres noyaux moteurs (moteur oculaire commun, moteur oculaire externe, etc.).

Ces troubles disparurent à la suite d'un traitement hydrargyrique prolongé.

Suivit une discussion pour élucider le mécanisme de

ces troubles et la nature de la lésion qui les avait produits, lésion bulbaire pour Dieulafoy, lésion de méningite de la base, avec artérite syphilitique disséminée pour Raymond.

Le diagnostic entre ces deux processus est très difficile à établir, ainsi que nous le montrerons plus loin.

§ II. — Discussion du syndrome.

Il est bien établi que les lésions de certaines régions de la calotte bulbo-protubérantielle donnent des symptômes de déséquilibration : vertige, dérobement des jambes, latéropulsion, et que des phénomènes oculo-moteurs accompagnent habituellement ces symptômes.

Mais est-on en droit de décrire des syndromes localisés dans une région comme la calotte bulbo-protubérantielle où voisinent tant de noyaux de nerfs si différents, où la moindre lésion retentit sur des appareils dissemblables et produit des symptômes disparates ; dans un organe où la circulation est telle que les territoires artériels ne répondent à aucune fonction spécifique ?

D'autre part, les lésions sont toujours des lésions de hasard, nullement électives ; que l'on ait affaire à un ramollissement, à une hémorragie, à un tubercule ou à une gomme, la lésion ne restera jamais cantonnée à un noyau, à un appareil donné. Elle pourra ne pas détruire le noyau frappé, puis elle débordera sur les côtés, atteindra d'autres noyaux, d'autres appareils, et des symptômes apparaîtront au hasard de la propagation de la lésion que rien ne saurait régler.

C'est pourquoi il nous paraît utile de ne point décrire

de syndrome absolu à limites nettement tranchées. Le syndrome de Bonnier répond très bien à ce besoin, il est très élastique, il peut se compliquer ou se simplifier selon les cas ; d'ailleurs, l'étude anatomique et physiologique du noyau de Deiters paraît le légitimer parfaitement. Ce noyau a une extension considérable, il s'étend dans la calotte bulbo-protubérantielle, sur un centimètre en hauteur, il est, d'autre part, en connexions avec tous les appareils bulbaires sensitifs et moteurs. Il est par son rôle coordinateur, le relai obligé d'une quantité considérable de fibres ; par sa racine ascendante et descendante, il intéresse presque toutes les fonctions bulbaires. L'appareil du noyau de Deiters étant ainsi étendu comme un filet compliqué dans toute la région de la calotte protubérantielle, il est peu de lésions de cette région qui n'aient des chances d'intéresser, soit une partie du noyau lui-même, soit ses fibres afférentes ou efférentes, et le retentissement de ces lésions sera rapide, vu la grande délicatesse de l'appareil équilibrateur.

C'est pourquoi, il semble, qu'on soit en droit de grouper les différents troubles relevant des lésions de la calotte bulbo-protubérantielle, autour d'un symptôme fixe, et constant dans les lésions de cette région : la perte d'équilibre avec vertige et latéropulsion. De même qu'on a l'habitude de grouper, autour du syndrome hémiplégie et hémianesthésie, les lésions de la partie ventrale ou pied de la protubérance ou du bulbe.

On aurait ainsi deux grands syndromes bulbo-protubérantiels, l'un dorsal, dont le symptôme dominant serait le vertige, l'autre ventral, dont la signature serait l'hémiplégie.

Toutefois, ces distinctions pour utiles qu'elles soient,

sont encore trop absolues et schématiques ; il est rare qu'une lésion reste cantonnée dans la calotte ou dans le pied. Le ruban de Reil et le faisceau pyramidal ne sont pas pour les lésions une barrière infranchissable, la preuve clinique en est le cas de Babinski-Nageotte où la lésion occupait toute une moitié du bulbe, et où l'observation montrait réunis les symptômes des lésions du pied et ceux de la calotte.

§ III. — Physiologie pathologique et pathogénie.

Il résulte de l'étude anatomique que nous avons faite longuement, que les noyaux de terminaison du nerf vestibulaire contractent dans le bulbe des rapports importants avec les noyaux voisins des autres nerfs sensitifs et moteurs, et qu'ils envoient par deux faisceaux, auxquels ils donnent naissance, l'un ascendant, l'autre descendant, des filets nerveux à tous les noyaux des nerfs crâniens sensitifs et moteurs.

Ceci étant connu, les symptômes constituant le syndrome de Bonnier pourront être rangés sous deux chefs :

1° Les symptômes relevant des lésions de voisinage des noyaux en rapport avec le noyau de Deiters.

2° Des symptômes relevant de la destruction partielle ou totale du noyau lui-même ou des filets qui l'unissent à tel ou tel des noyaux moteurs ou sensitifs, avec lesquels il est en connexion.

On comprend que les noyaux de Deiters et Bechterew étant en rapport très étroit avec les noyaux du facial, du moteur oculaire externe, avec la racine descendante du trijumeau sensitif, avec quelques fibres de l'auditif et les noyaux de terminaison bulbaire de ce nerf, les lésions, quelles qu'elles soient, atteignant ce noyau, auront des chances de déborder tout autour de lui, et de donner des phénomènes surajoutés. Phénomènes moteurs, s'il s'agit du facial ou du moteur oculaire externe. Phénomènes sensitifs (anesthésie, névralgie faciale), si la racine du trijumeau est compromise ; phénomènes sensoriels, si la lésion se propage à l'appareil de l'audition.

A côté de ces troubles, qui relèveront seulement de lésions de voisinage, la destruction partielle ou totale du noyau de Deiters retentira sur les nerfs, aux noyaux desquels il envoie des fibres préposées à des mouvements réflexes.

Par le faisceau ascendant ou vestibulo-mésencéphalique, le noyau de Deiters envoie des fibres aux nerfs moteurs oculaires, les unes au moteur oculaire commun, les autres au moteur oculaire externe. Ce fait, ainsi que le voisinage du moteur oculaire externe, explique les paralysies oculaires, la déviation conjuguée des yeux, le nystagmus, tous symptômes observés expérimentalement au cours de lésions de l'appareil labyrinthique du nerf vestibulaire ou de la région bulbaire qui contient le noyau de Deiters (voir chapitre de Physiologie).

Par la racine descendante, le noyau de Deiters envoie des fibres au noyau du facial, à la racine descendante du trijumeau sensitif, aux racines du glosso-pharyngien, du pneumogastrique, motrices et sensitives, au noyau de l'hypoglosse.

Les participations au syndrome, du facial et du trijumeau, relèvent plutôt du voisinage des noyaux que de leurs connexions.

Les connexions avec le pneumogastrique expliquent l'anxiété ; les phénomènes cardiaques, accélération du cœur ; les phénomènes gastriques, état nauséeux qui accompagnent ordinairement le vertige.

Enfin, le noyau de Deiters est encore réuni par le faisceau vestibulo-spinal avec les cornes antérieures de la moelle ; connexion qui peut expliquer le dérobement des jambes et la perte de l'équilibre statique dans la lésion de ce noyau.

Il est très important de rappeler encore les connexions très riches avec le cervelet dont les noyaux du toit sont en continuité de substance avec les noyaux de Deiters, Bechterew ; ce rapport est d'autant plus important que le cervelet est, comme on le sait, de même que l'appareil vestibulaire, un centre de coordination motrice.

Dans le cas avec autopsie dont nous rapportons l'histoire (observation II), la localisation des lésions expliquait parfaitement les phénomènes observés.

Il s'agissait d'une hémorragie, qui avait fini par se résorber en partie à la longue. Le sang, épanché à la suite de la rupture d'une artériole, occupe une région où sont rassemblés les trois noyaux du moteur oculaire externe, du facial et le noyau externe du nerf vestibulaire ou noyau de Deiters. Au début, les trois noyaux sont intéressés, d'où les phénomènes accusés par le malade : sensation de rétraction à droite de la face, de rotation des yeux, de vertige.

Au moment de l'examen, on ne note plus de paralysie faciale ; tous les muscles du côté gauche se contractent plus fortement (coin de la bouche relevé, mimique plus active). Il s'agit peut-être d'une excitation due à l'irrilation par la ligne hémorragique soit du noyau de la 7e paire, soit des fibres de conduction. Mais on pourrait également admettre une parésie du côté droit par lésion des fibres du facial opposé avant son entre-croisement.

Le moteur oculaire externe est touché plus sérieusement ; on conçoit d'ailleurs facilement qu'il en soit ainsi ; en effet, ce noyau étant situé dans l'anse que forment les fibres du facial, une hémorragie localisée pourra le compromettre gravement, tout en ne faisant qu'effleurer les fibres du facial.

Il est à remarquer que la paralysie du moteur oculaire externe gauche s'accompagnait dans les premiers jours d'une parésie du droit interne droit, ce qui répond bien à cette donnée, que l'intégrité de la calotte bulbo-protubérantielle et particulièrement du noyau de Deiters, est indispensable à la conservation des mouvements associés des globes oculaires.

Le syndrome vertige s'explique par la lésion du noyau de Deiters, voisin du foyer hémorragique.

Reste à expliquer le retour rapide des fonctions des nerfs facial et moteur oculaire externe. Au début, le caillot comprimait le noyau du moteur oculaire externe et irritait les fibres du facial ; mais le caillot fut désagrégé et résorbé partiellement avant qu'une compression suffisamment durable ait pu compromettre gravement l'intégrité des noyaux : la compression cessant du fait de la résorption partielle du caillot, la fonction se rétablit et les mouvements réapparurent.

On devra, dans tous les cas, faire ainsi l'analyse minutieuse des symptômes. C'est la seule façon d'arriver à un diagnostic raisonné.

CHAPITRE IV

Etude clinique.

Nous avons nettement indiqué, en faisant l'historique de la pathologie du noyau de Deiters, qu'il existe deux ordres très tranchés de phénomènes pouvant se rapporter à des lésions de cet appareil bulbaire.

D'un côté des crises bulbaires, réflexes, produisant des symptômes divers groupés autour du vertige, et n'ayant aucun substratum anatomique appréciable. D'un autre côté, les états pathologiques du bulbe relevant de lésions parfaitement constituées, et produisant de véritables symptômes de déficit, pouvant se compliquer de troubles réflexes survenant par crises.

Il y aurait là quelque chose de comparable à ce qui se passe dans les tumeurs des centres rolandiques, par exemple, où à côté des phénomènes de déficit : paralysie, il existe de temps en temps des phénomènes d'irritation : épilepsie jacksonienne.

Nous n'étudierons pas ici les premiers phénomènes. L'histoire clinique en est complexe et quelque peu confuse, ce que nous en avons dit dans le chapitre d'historique peut suffire à les comprendre.

Nous nous occuperons surtout du second ordre de faits.

§ I. — Étiologie.

Toutes les lésions possibles de la calotte bulbo-protubérantielle, hémorragie, ramollissements, tumeurs de toute nature, néoplasmes, kystes parasitaires, tubercule, gomme, sont capables de produire le syndrome protubérantiel dorsal : trouble de l'équilibration et phénomènes surajoutés.

En fait, dans les observations des auteurs et les nôtres propres, on a affaire à quatre lésions différentes : l'hémorragie localisée, le ramollissement, le tubercule, la gomme. Sur dix cas avec autopsie que nous rapportons, et dans lesquels le syndrome était plus ou moins complet, nous notons cinq ramollissements, trois tubercules, une hémorragie localisée, une thrombose de l'artère vertébrale. Dans un cas très net que nous avons observé et dont nous rapportons l'observation, il s'agissait vraisemblablement d'une gomme, car le traitement hydrargyrique améliora considérablement les symptômes qui disparurent en partie.

Le ramollissement est donc la cause la plus fréquente des phénomènes observés, cinq fois sur dix. Ce processus relevant la plupart du temps de lésions artérielles spécifiques, on voit que la syphilis est une des causes les plus fréquentes des affections de cette région du bulbe.

Cette étiologie est à retenir à cause du traitement à opposer à l'affection dès le début des accidents bulbaires.

§ II. — Symptomes.

D'après ce que nous avons dit de la pathogénie des accidents dans les lésions du noyau de Deiters, on comprend que les symptômes seront très variables, selon l'importance de la lésion et sa localisation topographique. Nous allons décrire les symptômes les plus fréquents, ceux que Bonnier a énoncés comme faisant partie intégrante du syndrome ; pour les phénomènes bulbaires associés qui peuvent comprendre toute la pathologie bulbaire, l'étude de la physiologie pathologique et des rapports du noyau de Deiters les fera suffisamment comprendre.

Vertige, dérobement des jambes, troubles oculo-moteurs réflexes, état nauséeux et anxieux, phénomènes sensitifs dans la zone d'innervation du trijumeau, quelques phénomènes auditifs, tels sont les éléments constituant du syndrome.

Le vertige est un phénomène qui attire tout d'abord l'attention ; il peut être conscient, et dans ce cas, le malade a le temps d'en prévenir les effets, d'autres fois, il est brusque, le malade tombe sans s'être rendu compte de rien.

Le vertige n'est pas continu, il apparaît la plupart du temps quand le malade veut faire un mouvement, se lève de son siège, s'assoit sur son lit : dans certains cas, il est continuel ; le malade de Leclerc voyait les objets tourner autour de son lit.

Toutefois, en dehors des crises de vertige, le malade est mal équilibré ; il présente des troubles nets de coordination et de synergie musculaire ; il ne peut marcher droit, aller directement à un but, passer par une porte. Il marche les jambes écartées pour élargir son polygone de sustentation, et malgré cela, il titube et vacille. La latéropulsion s'ajoute fréquemment à ces troubles, le malade a des tendances à tomber, il se sent attiré et toujours du côté malade.

Dans un de nos cas, une malade tombait fréquemment sur le genou, du côté où elle présentait une anesthésie totale de la face. Il existe donc, comme nous le faisions remarquer tout à l'heure, un déficit de l'appareil équilibrateur, et sur ce déficit, des crises de vertige viennent se greffer, qui compliquent la scène.

Le dérobement des jambes accompagne souvent le vertige. Ce symptôme est brusque, le malade tombe comme une masse, comme si les membres inférieurs avaient été fauchés par un boulet. Dans quelques cas rares, le dérobement serait indépendant du vertige.

Les troubles oculo-moteurs doivent, la plupart du temps, être recherchés avec soin, quelquefois cependant, le malade attire l'attention du médecin sur ce point, en se plaignant de diplopie.

Ces troubles consistent surtout dans la perte des mouvements associés des globes oculaires.

Il s'y joint la plupart du temps du nystagmus.

Les troubles se manifestent à l'occasion d'un mouvement, il n'y a pas de strabisme habituellement.

On a observé quelquefois du strabisme interne de l'œil du côté malade, par destruction du noyau du moteur oculaire externe de ce côté (observation Raymond et Cestan).

Il existe, dans tous les cas, ainsi d'ailleurs que dans tous les cas de crises bulbaires, comme l'a fait remarquer Brissaud, un état spécial nauséeux et anxieux, dû à des réflexes agissant sur le noyau de terminaison du vague. Ce sont ces états d'anxiété qui rendent particulièrement dramatiques les crises bulbaires ; Brissaud les compare à l'angine de poitrine et à l'asthme.

Quand les noyaux du vague sont lésés, on assiste à des phénomènes cardiaques, pulmonaires, ou gastriques. Dans le cas de Leclerc le vague était touché, il y avait dès le début des phénomènes gastriques, le malade fut pris d'une fringale et mangea des quantités énormes de pain, à quelques heures de là, il ne pouvait plus déglutir même sa salive, il finit par mourir d'asphyxie.

Les phénomènes sensitifs du côté du trijumeau, sur lesquels Dieulafoy a attiré l'attention, manquent quelquefois. Leur présence s'explique aisément par les rapports de la racine descendante du trijumeau avec le noyau de Deiters. Il faut distinguer là encore deux ordres de phénomènes, les phénomènes d'irritation : névralgie faciale; les phénomènes de déficit : anesthésie.

Les phénomènes d'irritation s'observent dans les crises bulbaires, ce qui s'explique facilement par la connexion du noyau de Deiters avec la racine descendante du trijumeau, avec laquelle il échange des fibres.

L'anesthésie de la face a une assez grande valeur diagnostique, surtout quand elle est totale, qu'elle succède à des névralgies prolongées, et qu'elle s'accompagne de quelque autre phénomène bulbaire : vertige, perte des mouvements associés des yeux.

Les phénomènes du côté de l'appareil auditif accompagnent surtout les crises bulbaires. Ils sont dus plutôt à une irritation directe de l'oreille interne qui, par la lésion concomitante du vestibule, cause le syndrome vertige, qu'à l'irritation réflexe des centres acoustiques bulbaires.

Ces derniers centres sont assez éloignés des noyaux vestibulaires, ils sont séparés par le corps restiforme ; toutefois, les phénomènes auditifs sont possibles au cours des lésions bulbaires, soit par les lésions de ces centres acoustiques, soit par celles des racines de l'auditif qui passent sur le plancher du quatrième ventricule.

Nous ne décrirons pas les autres symptômes possibles, car il faudrait passer en revue toute la pathologie bulbaire : ce que nous avons dit plus haut de ces symptômes possibles en donnera une suffisante idée.

§ III. — Diagnostic.

Le diagnostic devra répondre à trois questions :

1° A-t-on affaire à des phénomènes bulbaires ?

2° Quelle est la région du bulbe touchée ?

3° Quelle est la lésion originelle causale ?

Tout d'abord, est-on en présence de phénomènes de cause centrale, ou relevant seulement d'une lésion périphérique de l'oreille interne ?

On sait que des lésions ou des irritations labyrinthiques sont possibles au cours d'une otite moyenne ; on observe souvent alors du vertige, il peut même se présenter des troubles réflexes du côté de l'appareil oculomoteur, tels que : paralysie du droit externe du côté de l'oreille malade (syndrome de Gradenigo, Heyraud, thèse de Lyon, 1900).

Au cours des mastoïdites compliquant les otites moyennes, au cours de méningites avec exsudat comprimant le tronc de la 8e paire, des accidents semblables peuvent s'observer.

Il sera relativement facile de reconnaître dans une otite moyenne la cause des phénomènes ; l'écoulement, les douleurs, l'examen de la membrane tympanique, la constatation de phénomènes aigus lèveront tous les doutes.

De même, l'existence de phénomènes aigus, de fièvre et de phénomènes propres associés en plus ou moins grand nombre, l'histoire de l'évolution clinique de l'affection, permettront de rapporter les phénomènes à une mastoïdite ou à une lésion méningée.

On a donc affaire à des phénomènes centraux, mais se passent-ils dans le bulbe ?

Les phénomènes de vertiges et d'incoordination dominant, ainsi que nous l'avons dit, la symptomatologie des lésions bulbaires, on pourra attribuer ces troubles à des lésions du cervelet, ou au tabes.

Pour une localisation cérébelleuse plaident le vertige, la latéropulsion, l'asynergie ; toutefois, on ne trouve point de diminution de la force musculaire, ni d'ataxie.

D'autre part, l'examen du fond de l'œil ne laisse voir aucune modification de la papille ; or, l'œdème papillaire est de règle dans les tumeurs du cervelet.

Enfin, ces troubles de l'équilibre ne sont pas seuls, ils ne tardent pas à se compliquer de phénomènes bulbaires : les mouvements associés des yeux sont troublés, il existe de l'anesthésie du trijumeau, de l'anxiété.

Tous symptômes qui feront localiser la lésion, si toutefois on est averti de sa possibilité.

Les phénomènes d'asynergie, d'incoordination pourraient, dans certains cas, en imposer pour un tabes. D'autant qu'il existe souvent dans les lésions bulbaires des troubles du côté des pupilles. Toutefois, les phénomènes d'ataxie qui sont considérablement exagérés dans le tabes par l'occlusion des yeux, ne le sont que peu dans les lésions bulbaires.

D'autre part, un signe capital différencie les deux affections. Il n'y a pas de tabes sans perte des réflexes tendineux, rotuliens, et dans les lésions du bulbe, les réflexes, non seulement existent, mais encore sont fréquemment exagérés.

Reste le tabes labyrinthique avec crises bulbaires, douleurs fugurantes dans la zone du trijumeau, crises de vertiges, bourdonnement d'oreille, perte transitoire des mouvements associés des yeux, nystagmus.

Dans ce cas, nous rentrons dans les crises bulbaires transitoires ; la crise passée, il ne persistera aucun phénomène de déficit, l'examen montrera que les réflexes tendineux n'existent plus, et l'ataxie sera rapidement dépistée.

On a affaire à une lésion bulbaire, mais quelle région du bulbe est atteinte ?

Pour résoudre cette question, on tiendra compte de la marche de l'affection, de ses premiers symptômes, enfin, on s'appuiera surtout sur les phénomènes de déficit.

Ainsi, des phénomènes du côté de l'équilibration ont ouvert la scène, on pensera à une localisation au noyau de Deiters, une anesthésie de la face se montre quelques jours après, en même temps que persistent les troubles de la coordination, on est en droit de localiser la lésion en un point, tel qu'on puisse atteindre à la fois les deux noyaux.

Cette localisation sera souvent difficile en pratique, car la lésion évoluera rapidement, on manquera de renseignements précis, de plus, il y aura une telle quantité de symptômes disparates, qu'on sera embarrassé pour localiser la lésion en un point tel, que tous les phénomènes puissent être expliqués.

Cette difficulté tient à la quantité de fibres unissant entre eux les différents noyaux bulbaires, et ces noyaux à leurs nerfs ou aux centres supérieurs, on sait, en effet, que l'irritation ou la destruction des troncs nerveux a une symptomatologie analogue à l'excitation ou la destruction de leur centre.

Quelle est la lésion causale ?

Il sera souvent très difficile de répondre à cette question. Toutefois, il est bon de rappeler que, sur dix cas de lésions bulbaires, cinq étaient dus à des ramollissements. Là, comme ailleurs, la différenciation entre le ramollissement et l'hémorragie offrira des difficultés presque insolubles.

On se demandera si les lésions causales sont cantonnées dans l'épaisseur du tronc myélencéphalique, ou si l'on est en présence de lésions toutes extérieures de méningite, agissant par compression sur les noyaux bulbaires, ou engainant les nerfs à leur sortie des centres nerveux ?

Cette question sera difficile à trancher, surtout si les phénomènes très disparates sont la signature d'une lésion étendue intéressant des noyaux divers.

Dans le cas de phénomènes isolés, ou pouvant tous être rapportés à un seul noyau ou à un seul nerf, on pourra incliner vers l'hypothèse d'une méningite engainant le tronc nerveux, toutefois, il n'existe pas de signe de certitude permettant de l'affirmer.

On recherchera avec soin la syphilis, et aux moindres doutes, il sera bon d'organiser, dès l'abord, le traitement hydrargyrique.

Une néoplasie en évolution pourra faire admettre la présence dans le bulbe d'un noyau secondaire.

Une tuberculose avérée pourra faire pencher pour l'existence d'un tubercule solitaire.

Ce diagnostic anatomique ne sera jamais établi sur des bases absolues.

OBSERVATIONS

I. — Observations publiées comme cas de lésions du noyau de Deiters.

(Une observation de P. Bonnier et quatre observations nouvelles.)

Observation I

P. Bonnier. *Presse Médicale*, 1907, p. 621.

Malade âgée de 68 ans, entrée à l'hôpital pour une extrême faiblesse des membres inférieurs. Depuis deux mois, elle ne pouvait plus se tenir sur les jambes ; elle avait même présenté quelquefois du dérobement avec vertige et chute. On la trouva glycosurique, albuminurique, légèrement polyurique sans polydypsie.

Sa maladie avait débuté par une période de vertiges violents avec et sans étourdissements, de dérobement avec ou sans vertiges avec chute constante à droite ; elle gardait depuis ce temps du bourdonnement et de la surdité à droite, de l'anxiété agoraphobique, de l'anxiété, de l'oppression, des palpitations, de la céphalée droite à forme migraineuse, des crises passagères de diplopie dans le vertige, de la paresse de l'accommodation à la lumière et un certain degré de mydriase à droite.

Les crises de vertige avec diplopie, celles-ci ne durant pas plus de quatre à cinq minutes, s'accompagnaient de névralgie violente dans la région orbito-temporale droite. Puis les douleurs survécurent à la diplopie qu'on ne constata plus à l'entrée.

La sensibilité était presque intacte ; elle avait de l'hyperesthésie et des fourmillements du membre inférieur droit avec crises sciatiques.

Le réflexe patellaire droit est très diminué.

Les membres inférieurs sont seulement affaiblis, sans paralysie. Au lit, elle exécute facilement tous les mouvements ordonnés.

Un matin, la malade perdit totalement la voix. Elle mourut le lendemain.

En groupant ces divers signes, on se trouvait amené à supposer une série de petits foyers bulbaires criblant un même département latéral droit du bulbe depuis le noyau de Deiters, en haut, jusqu'aux centres du spinal, en bas, entamant dans la profondeur les faisceaux sensitifs au-dessous de leur entre-croisement, puisque tous les phénomènes étaient à droite.

Les coupes du bulbe faites par M. Jolly, chef de laboratoire à la clinique de l'Hôtel-Dieu, montrent sur la face droite du bulbe, en arrière de la saillie olivaire, et en avant du corps restiforme, une région ramollie pleine de corps granuleux, surtout abondants au niveau des vaisseaux, qui apparaissent thrombosés. La méninge, au voisinage, est également malade et ses vaisseaux dilatés et thrombosés. Le tronc basilaire est atteint d'endartérite ou dégénérescence graisseuse, mais non obturé.

La thrombose a systématiquement porté sur les artères radiculaires et le ramollissement est nettement limité à leur département du côté droit.

En hauteur, la lésion va du niveau inférieur de l'olive bulbaire à celui de sa moitié environ.

En profondeur, elle entame :

1° Une portion de la racine sensitive du trijumeau droit (céphalée migraineuse à droite).

2° Une partie du champ sensitif droit après sa décussation (hyperesthésie, fourmillement sciatique à droite).

3° Le faisceau cérébelleux direct, le faisceau de Govers, les fibres qui unissent le noyau de Deiters à la moelle, ce noyau lui-même, au moins dans sa partie inférieure et même l'olive bulbaire en partie. Toutes ces lésions expliquent la chute à droite, le vertige, l'instabilité.

4° La lésion du noyau de Deiters nous explique aussi d'abord le vertige à droite, la diplopie passagère, les névralgies orbito-temporales droites, la migraine et aussi le dérobement hémiplégique droit.

5° La lésion de l'acoustique a causé le bourdonnement et la surdité.

La mydriase paroxystique ou persistante s'associe assez fréquemment aux phénomènes labyrinthiques.

Plus profondément, les centres de la dixième paire, le noyau ambigu, le faisceau respiratoire, probablement aussi les fibres qui vont au spinal, sont également touchés.

Cela nous explique les symptômes d'anxiété générale, d'anxiété agoraphobique, l'oppression, les palpitations, l'aphonie terminale et la mort subite.

D'autre part, on peut y chercher les causes de la glycosurie, de l'albuminurie, de la polyurie.

Il semble que les troubles oculomoteurs, les vertiges passagers, les dérobements brusques et les névralgies passagères de la région temporale aient été les premiers phénomènes d'instabilité dus au choc des parties supérieures du noyau de Deiters, tandis que les autres phénomènes fixes et persistants restent liés aux lésions définitives.

Observation II

Lannois et G. Chèze. *Lyon Médical*, 1er novembre 1908.

Syndrome du noyau de Deiters par hémorragie localisée de la protubérance.

Il s'agit d'un homme de 65 ans, retraité des Invalides du travail, dans le passé pathologique duquel on trouve un chancre de nature imprécisée en 1871 et une pleurésie gauche en 1901. A part ces deux accidents, santé habituellement bonne.

Le 28 février 1908, ce malade vient à l'hôpital racontant l'histoire suivante : Il y a quelques jours, pendant qu'il faisait un effort violent de défécation, il sentit subitement, dit-il, comme un coup de fusil dans la tête. En même temps, il lui sembla que ses yeux se tournaient, que sa bouche était tirée du côté droit.

Il eut un fort vertige. Toutefois, il put gagner son lit et se coucha. Il n'y eu donc ni chute, ni perte de connaissance.

Depuis ce moment, le malade se plaint de céphalée, de diplopie, de vertige. Ce vertige n'existe pas dans la position horizontale, mais apparaît dès que le malade s'assied ; il est à son maximum lorsque le malade est debout.

Pendant ces vertiges, il voit constamment les objets se déplacer à droite : il est lui-même attiré du côté droit.

A l'examen, le 28 février :

La commissure labiale est plus élevée du côté gauche. Le malade parle avec la moitié gauche de la face. L'occlusion des yeux se fait également des deux côtés. La langue paraît légèrement déviée du côté droit.

Du côté des yeux, on constate que l'œil gauche ne va pas jusqu'à l'extrémité de sa course vers l'angle externe, mais s'arrête à une faible distance de la ligne médiane.

Tous les autres mouvements semblent normaux. Toutefois, à droite, le globe oculaire n'accomplit qu'incomplètement sa rotation vers l'angle interne ; mais ce signe est peu marqué.

La diplopie apparaît dans la moitié gauche du champ visuel, le malade dit que l'image gauche est plus élevée.

Pas de paralysie des membres. Réflexes tendineux normaux. Réflexes cutanés normaux.

Rien autre à signaler que le vertige dont nous avons déjà parlé. A cause de lui il reste immobile au lit. Si on le met debout, il a du déséquilibre, du signe de Romberg, de l'impossibilité de se tenir sur un pied, etc.

L'asymétrie faciale et la paralysie du moteur oculaire externe gauche ont duré à peine trois semaines. Peu à peu les mouvements ont réapparu. La diplopie ne se produisait plus que dans la position gauche extrême des globes oculaires et à une distance d'environ 4 mètres, comme dans les paralysies de la divergence.

Dans les premiers jours de mai, les mouvements du globe oculaire sont possibles et très étendus dans tous les sens. On ne trouve plus de diplopie. De même la face est parfaitement symétrique.

Toutefois, le malade se plaint toujours de céphalée violente au-dessus des yeux et le vertige est persistant.

Il décline d'ailleurs rapidement, se cachectise peu à peu sans présenter de signes nets.

Il meurt le 24 juin 1908, sans qu'on ait eu à observer des symptômes nerveux nouveaux.

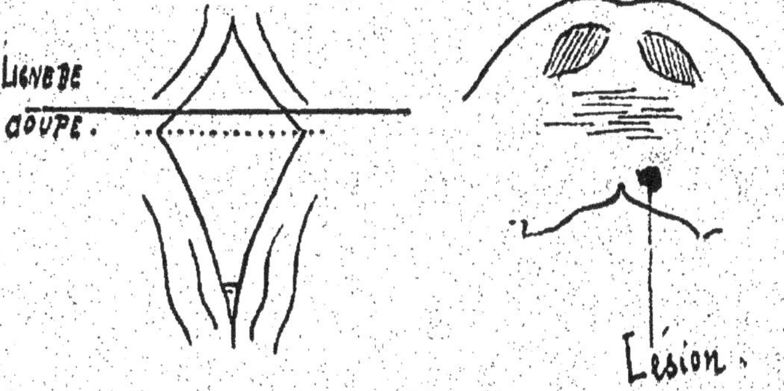

A l'autopsie, on trouve une néoplasie généralisée à tous les viscères, la tumeur primitive paraît avoir eu pour siège la plèvre et le poumon gauche.

On ne rencontre aucun noyau néoplasique dans les centres nerveux.

Par contre, la coupe de la protubérance laisse voir une hémorragie localisée cause des phénomènes observés au mois de février.

Sur une coupe passant environ à 3 ou 4 millimètres au-dessus d'une ligne qui unirait les angles latéraux du losange ventriculaire, on trouve, à gauche, à 1 millimètre environ de la ligne médiane, à 1 millimètre également au-dessous du plancher ventriculaire, dans une région qui correspond à l'eminentia teres, un petit foyer hémorragique. Le sang, actuellement résorbé, a laissé une géode du volume d'un grain de blé environ ; en avant et en arrière de ce point, quelques gouttelettes de sang ont fusé entre les faisceaux blancs, qu'elles ont séparés. On trouve actuellement des traces de ce sang épanché, sous forme d'une petite ligne jaunâtre s'étendant à quelques millimètres (2 ou 3) en avant et en arrière de la lésion.

Le syndrome vertige s'explique surabondamment par le voisinage de la lésion du noyau protubérantiel du nerf vestibulaire.

Reste à expliquer le retour rapide des fonctions des nerfs facial et moteur oculaire externe. Au début, le caillot comprimait le noyau du moteur oculaire externe et touchait les fibres du facial ; mais le caillot fut désagrégé et résorbé partiellement, avant qu'une compression suffisamment durable ait pu compromettre gravement l'intégrité des noyaux : la compression, cessant du fait de la résorption partielle du caillot, la fonction se rétablit et les mouvements réapparurent.

Observation III (inédite)

Provenant du service de M. Lannois.

Vertiges, chute du côté droit, anesthésie de la face à droite, parésie du moteur oculaire externe droit, diplopie. Symptômes améliorés par le traitement hydrargyrique.

Femme de 58 ans, n'ayant pas de renseignements sur ses parents, n'ayant eu ni frères, ni sœurs.

Réglée à 14 ans, mariée à 22 ans, a eu deux fils qui sont actuellement bien portants.

Rien de spécial dans les antécédents, à noter cependant une affection qui l'aurait obligée, à l'âge de 30 ans, à garder le lit pendant deux ou trois mois. Il y a une douzaine d'années, elle dut, pour une affection utérine, se faire faire un curetage.

La syphilis recherchée minutieusement est niée ; on n'en trouve aucune trace. Jamais de fausses couches.

La malade, nerveuse, a toujours réagi très fortement aux émotions.

La malade vient à l'hôpital en se plaignant de vertiges qui, à l'entendre, existent depuis environ deux mois.

Il y a trois mois, la malade aurait été très désagréablement impressionnée par une rixe, dont elle fut le témoin à travers les cloisons de son appartement. Elle fut si émue, qu'elle dut prendre le lit, et souffrit à partir de ce moment de maux de tête violents ; depuis ce jour elle se plaint de tremblement.

Les maux de tête qui étaient diffus au début, ne tardent pas à se localiser et à se cantonner dans le côté droit.

Il s'y ajouta bientôt des bourdonnements de l'oreille droite.

Quelques semaines après apparurent des vertiges. Ces vertiges sont fréquents ; ils assaillent la malade surtout le matin. Ils se produisent plusieurs fois par jour. Ils s'accompagnaient, au début, de bourdonnements de l'oreille droite. La malade a la sensation d'un tourbillon, elle voit tourner les objets de droite à gauche, dans le sens opposé des aiguilles d'une montre ; c'est dans ce sens aussi qu'elle est entraînée ; elle est tombée ainsi plusieurs fois dans la rue, et tomberait toujours, dit-elle, si elle ne se retenait pas aux meubles ou aux murailles. Quand la malade tombe, elle s'abat toujours sur le genou gauche, après avoir fait un quart de tour.

A part le vertige, la malade se plaint de douleurs qui seraient localisées à toute la moitié droite de la face ; comme le vertige, ces douleurs présenteraient des paroxysmes avec d'assez longues rémissions ; mais la face est toujours endolorie, même pendant les phases de rémission.

A l'examen, on constate :

Examen de l'équilibre. — Le signe de Romberg est ébauché ; la malade, même les yeux ouverts, a des difficultés à se tenir debout les talons joints ; les yeux fermés, elle vacille et tomberait si on ne la retenait pas. Elle ne peut se tenir debout sur un pied, toutefois, elle paraît plus solide sur le pied gauche que sur le pied droit.

La malade peut, en marchant, faire des 8 entre deux chaises ; quand le côté gauche sert de pivot, elle peut faire plusieurs 8 assez facilement ; quand elle veut tourner autour du côté droit, elle hésite, son front se couvre de sueur, elle est bientôt obligée de se cramponner aux dossiers des chaises et de s'asseoir.

On ne note pas d'incoordination motrice

Examen de la motilité. — La force musculaire paraît normale pour l'âge et pour le sexe, aux membres supérieurs comme aux membres inférieurs.

Les réflexes tendineux sont normaux.

Pas d'atonie, ni d'asthénie.

Examen de la sensibilité. — La sensibilité est normale aux membres. Toute la moitié droite du crâne et de la face est presque anesthésiée. La sensibilité y est très faible, le contact n'est pas senti, la piqûre n'est pas douloureuse. Le pavillon de l'oreille est insensible. La conjonctive ne répond plus aux excitations, le réflexe conjonctival, fort à gauche, est aboli à droite.

L'anesthésie commence sur la ligne médiane, elle s'étend au crâne à travers la région du vertex, elle cesse à la nuque, où cesse le domaine du trijumeau.

Examen de l'appareil oculaire. — On note une légère parésie du droit externe, qui ne va plus jusqu'au bout de sa course.

La malade déclare d'ailleurs qu'elle a eu de la diplopie pendant un mois ou deux au début des accidents.

Les pupilles sont égales, elles réagissent bien à la lumière et à l'accommodation.

Il n'y a pas de nystagmus.

L'acuité visuelle est normale.

Le champ visuel n'est pas rétréci.

Examen de l'appareil auditif. — Au dire de la malade, elle n'a jamais eu d'écoulement d'oreille.

L'examen du tympan à droite laisse voir une oreille scléreuse, avec le tympan légèrement épaissi en bas et en avant.

Il n'existe aucune trace d'inflammation récente de l'oreille moyenne.

Dans l'examen au diapason :

Un diapason en Ré^3, vibrant sur la ligne médiane est latéralisé à gauche.

Dès qu'on le place un peu de côté, il est latéralisé dans l'oreille homonyme.

La conduction osseuse est très courte, 15" environ.

La conduction crânienne consécutive égale :

A droite, 10"; à gauche, 30".

Examen viscéral. — Rien à noter à l'examen viscéral.

Pas de vomissements, ni de nausées.

Pas d'albumine, ni de sucre.

La malade a suivi pendant quelques semaines un traitement hydrargyrique, injection de biiodure de mercure, puis un traitement ioduré. Les phénomènes ont persisté, toutefois, ils se sont considérablement amendés.

Observation IV (inédite)

Due à l'obligeance de M. Lannois.

M. E. X., 36 ans, m'est adressé, le 23 avril 1906, par le docteur L. Dor, avec le diagnostic de localisation bacillaire probable au niveau de la protubérance.

Ce malade a eu, il y a trois mois, une affection pulmonaire fébrile qui l'a retenu à la chambre pendant plus de quinze jours et qui fut qualifiée de grippe ; il est plus vraisemblable qu'il s'est agi d'une poussée de bacillose, car le sommet droit en arrière présente des signes de tuberculose au début (matité, exagération des vibrations, diminution de la respiration avec expiration prolongée et froissements pleuraux irréguliers). Il a d'ailleurs beaucoup maigri et perdu ses forces.

Il nie formellement la syphilis ; il n'est pas alcoolique. Il faut noter dans ses antécédents pathologiques que, vers l'âge de 13 ans, il devint dur d'oreilles et fut soigné par Joly ; il est resté assez sourd, tout en entendant relativement bien la parole. Il ne perçoit la montre qu'à 2 ou 3 centimètres et les tympans sont épaissis et sans triangle ; il ne présente ni bourdonnements, ni vertiges.

Pendant la convalescence de sa bronchite, il s'aperçut de deux phénomènes nouveaux : de la diplopie et des vertiges.

La diplopie a été constatée par M. L. Dor qui l'a vue exister dans le regard direct, s'accentuer nettement dans le regard latéral gauche, et s'atténuer sans disparaître complètement dans le regard latéral droit. Il constata aussi une immobilité des pupilles à l'éclairage, comme dans le signe d'Argyll-Robertson. L'accommodation n'était pas paralysée, mais restait faible (2 dioptries ½ d'amplitude au lieu de 5 ½).

On pouvait noter aussi des secousses nystagmiformes dans la position latérale gauche extrême, secousses prédominant manifestement dans l'œil gauche.

M. L. Dor, discutant l'origine de cette diplopie, se demandait s'il s'agissait bien d'une paralysie de l'abducteur gauche, ou s'il ne fallait pas plutôt penser à une forme mixte de paralysie de la divergence associée à une parésie de la 7e paire.

Le vertige est peu accusé actuellement ; il a été assez marqué au début pour obliger le malade à se mettre au lit, mais il a été attribué à la faiblesse générale due à la maladie ; puis, le malade fut quelques jours titubant et nauséeux, mais sans vomissements. Actuellement, il a parfois du déséquilibre brusque dans la rue et est obligé de se retenir pour ne pas tomber. Il n'y a pas de Romberg lorsqu'il se tient debout, mais, dès qu'on lui dit de se tenir sur un pied, il vacille et tomberait ; il saute difficilement à pieds joints et si on lui fait décrire les 8 autour de deux chaises, il titube nettement lorsqu'il tourne à gauche et heurte la chaise.

Il n'y a pas de paralysie faciale, mais une très légère hémimimie aux dépens du côté gauche. Pas de névralgie faciale, mais une céphalée fréquente à siège occipital.

Les réflexes rotuliens sont forts ; pas de trépidation épileptoïde.

Le reste de l'examen est négatif : il n'y a pas de paralysie des membres, pas de ralentissement du pouls, etc.

Le malade n'a pas été suivi.

Observation V (inédite)

Due à l'obligeance de M. Lannois.

M. Alb. X., 24 ans, vient, pour la première fois, le 10 janvier 1907. Vers le milieu d'octobre dernier, il avait passé une journée à la chasse et s'était trouvé très incommodé par le soleil qui était assez chaud ce jour-là. Il était rentré chez lui avec un violent mal de tête et une légère sensation vertigineuse ; il se mit au lit sans souper. Le lendemain, cet état avait continué à s'aggraver, de sorte qu'il était resté au lit une partie de la journée ; le surlendemain matin, lorsqu'il voulut se lever, il fut précipité à terre dans un grand vertige et se mit à vomir. Les vomissements durèrent 36 heures sans arrêt. Il eut, à ce moment-là, quelques bourdonnements d'oreilles, qui furent passagers. A aucun moment il n'eut de surdité, d'ailleurs il entend parfaitement.

Il a présenté en même temps, pendant une quinzaine de jours, des troubles de la vision. Les objets lui paraissaient flous avec tendance à se dédoubler.

Il vient consulter parce qu'il a toujours des maux de tête constants, surtout à la région frontale, qui s'étendent sous forme de paroxysme à la région occipitale, qui le forcent à se coucher et à rester au lit quelquefois un jour ou deux.

Ces maux de tête s'accompagnent d'un vertige assez net pour l'empêcher de faire aucun mouvement dans son lit. C'est d'ailleurs une exagération d'un état de déséquilibre qui existe d'une façon constante ; il ne se sent pas solide quand il marche, ne peut se tourner brusquement ni d'un côté, ni de l'autre, il n'ose pas remonter à bicyclette.

A l'examen, on constate, en effet, un peu de trouble de

l'équilibre, il ne peut se tenir debout sur un pied, surtout les yeux fermés, et fait difficilement des 8 autour de deux chaises, surtout du côté gauche.

A l'examen de l'œil, on ne constate pas de paralysie des muscles externes, mais il y a manifestement du nystagmus dans le regard à gauche extrême.

Il voit moins de l'œil droit que de l'œil gauche. La pupille droite est grande ; mais un examen du professeur Rollet est resté négatif, sauf pour des troubles de la réfraction, d'ailleurs légers (myopie).

Rien au fond de l'œil, champ visuel normal.

Le malade nie la syphilis et ne présente aucun trouble viscéral.

Il est légèrement alcoolique, très haut en couleurs, avec une tendance marquée à l'obésité. Il saigne facilement du nez.

L'examen viscéral reste complètement négatif.

Le malade a été revu à plusieurs reprises, il a eu à nouveau, au mois de mars, un grand vertige qui a duré trois jours, accompagné pendant deux jours de bourdonnement (bruit de cloche, trot cadencé de chevaux).

Il se présente à nouveau avec le même état qu'au mois de janvier avec persistance de son nystagmus et de la gêne de l'équilibre ; il se plaint à nouveau des maux de tête.

Au mois de juillet, il alla faire une saison à Aix-les-Bains ; il s'est trouvé mieux après cette saison ; il n'avait plus de vertiges, se plaignant seulement de sa céphalée.

Puis il fut perdu de vue jusqu'au mois d'août 1908, à cause d'un accident grave de motocyclette, dans lequel l'arrivée d'un vertige un peu brusque semble avoir joué un rôle.

Il est moins vertigineux et ne se plaint plus aujourd'hui que de bourdonnements pulsatiles dans les oreilles.

L'aspect des tympans et l'audition sont tout à fait normaux.

Un mois plus tard, il se considérait comme guéri.

II. — Observations pouvant se rapporter à des lésions du noyau de Deiters.

Observation VI

Leclerc, Médecin de l'Hôtel-Dieu de Lyon.
Lyon Médical, 1901, n° 12, p. 533.

Ramollissement bulbaire aigu et syndrome cérébelleux.

P... Edouard, ouvrier mécanicien, entré à l'hôpital le 29 janvier 1901.

Ses parents sont morts, son père à 72 ans, d'une affection indéterminée, sa mère vers 60 ans, présentant des troubles mentaux à tendance mélancolique. Il eut une sœur morte d'une affection cardiaque.

Il nie la syphilis et toute habitude alcoolique.

En 1898, étant à Genève, il fut pris subitement, sans perte de connaissance ni chute, de parésie du bras et de la jambe du côté droit ; la face était indemne, la parole n'était pas gênée ; après quelques jours, toute trace d'hémiplégie avait disparu.

Quinze jours avant d'entrer à l'hôpital, le malade souffrait d'une céphalée occipitale à peu près constante avec exacerbation vespérale, survenue spontanément en dehors de toute cause apparente.

Avant-hier, le malade qui se portait bien, était assis, vers 4 heures de l'après-midi, buvant du vin avec deux amis. Quand il se leva pour partir, il lui fut impossible de marcher droit, il titubait comme un homme ivre. Cependant, il avait bu, à son repas de midi, seulement deux verres de vin et autant vers 4 heures, au moment où il eut l'impression qu'il ne pouvait marcher droit.

Il est rentré chez lui avec une céphalée pénible, surtout frontale gauche. Saisi d'une vraie fringale, il a absorbé une quantité considérable de pain ; mais depuis, il n'a rien pu ingérer, l'intolérance gastrique étant absolue.

Hier est apparue la raucité de la voix.

Le malade est amené aujourd'hui à l'hôpital. Examiné dans son lit, il est d'aspect robuste, de haute taille, les masses musculaires bien développées.

Il est en proie à un hoquet presque continuel. Aucun aliment solide ou liquide ne peut être pris, la déglutition est impossible, ou bien, si elle se fait, le bol alimentaire est immédiatement ramené dans la bouche sans effort ni nausée. Le malade crache sa salive qu'il ne peut déglutir, mais il ne bave pas.

Rien de particulier à noter à l'examen, que quelques râles sonores disséminés dans les deux poumons.

Le malade étant couché, on constate à l'examen des membres supérieurs et inférieurs, que la force musculaire est intacte. Il n'y a aucun trouble de la motilité volontaire. Le malade place ses membres dans les positions commandées sans ataxie notable.

Le réflexe rotulien droit paraît un peu plus fort que le gauche.

Pas de trépidation épileptoïde, pas de phénomène du genou.

Le réflexe crémastérien est normal des deux côtés.

Le réflexe plantaire est diminué à gauche.

Sur tout le membre inférieur droit, le malade sent moins nettement la piqûre qu'à gauche. Du même côté, le chaud est senti, mais mal, tandis que le froid n'est pas senti, ou même est perçu comme chaud.

Lorsqu'on ordonne au malade de se lever, il se tient debout à grand'peine, en écartant les jambes, en vacillant comme un homme ivre. La station debout, les talons joints, est impossible. En marchant, il titube fortement, oscille d'un côté à l'autre et finit par tomber, le plus souvent peut-être à gauche.

Le fait de passer par une porte ouverte lui demande des efforts inouïs.

Aux membres supérieurs, il n'existe aucun trouble moteur. Au dynamomètre, à droite 25, à gauche 10. Mêmes troubles de la sensibilité qu'aux membres inférieurs, à droite, comme au membre inférieur.

Depuis avant-hier, le malade n'est pas allé à la selle. Il lui arrive en toussant de faire sortir quelques gouttes d'urine. Les mictions sont rares, lentes, le passage de l'urine dans le canal n'est pas perçu.

L'urine est de teinte normale, contenant un disque très épais d'albumine.

A l'examen de l'abdomen, on voit le diaphragme s'abaisser également bien des deux côtés.

Le réflexe abdominal est présent des deux côtés.

Sur tout l'abdomen et le tronc : hémihypoesthésie droite pour la piqûre, et hémianesthésie droite pour le froid qui est même senti chaud.

Aucun trouble facial, pas d'asymétrie, le malade siffle bien. La salivation est exagérée, le malade crache sa salive qu'il ne peut déglutir.

L'examen des organes des sens révèle peu de choses.

L'odorat est intact.

La gustation est considérablement diminuée.

Les tympans sont normaux, l'acuité auditive est un peu plus faible à gauche qu'à droite. La recherche du Rinne est impossible, à cause du hoquet. La diminution de l'acuité auditive, étant donné l'âge du malade (48 ans), devient un phénomène banal.

Pas de paralysie oculaire, pas de troubles pupillaires. Dans le regard extrême à gauche, on a quelques secousses nystagmiformes très légères et inconstantes. Le malade dit voir trouble de temps à autre. L'examen du fond de l'œil est négatif.

La voix est éteinte : le malade émet à grand'peine quelques sons rauques ; l'examen laryngoscopique, fait par M. Collet, révèle une hémiplégie laryngée gauche typique.

Pas de troubles psychiques.

Pendant quatre jours ont continué le hoquet, les vomissements, la raucité de la voix, la titubation, ceci sans aucune modification.

Le malade est mort le 2 février avec des symptômes d'asphyxie.

L'autopsie a été faite en présence de M. Devic, chef des travaux d'anatomie pathologique.

Rien de particulier à noter à l'examen viscéral.

Les troncs du pneumogastrique et du récurrent, disséqués sur tout leur trajet, ne présentent nulle part d'altération, ils ne sont pas engagés dans des exsudats inflammatoires ni comprimés.

A l'examen des centres nerveux :

Le cervelet ne présente aucune altération.

Le cerveau droit est sain ; l'hémisphère gauche présente deux petits foyers lacunaires : le premier, gros comme une tête d'épingle, siège dans la partie externe du noyau lenticulaire du corps strié, un peu en arrière de la partie moyenne. Le second, un peu plus considérable, est situé à l'union du tiers antérieur et des deux tiers postérieurs de la région externe du même noyau.

Cette lésion ancienne correspond vraisemblablement aux phénomènes qu'a éprouvés le malade en 1898.

Le bulbe et la protubérance, sur leur face antérieure, paraissent parfaitement sains. Le tronc basilaire et la portion terminale des deux vertébrales sont relativement souples, pas indurés, parfaitement perméables.

Les nerfs des 6e, 7e, 8e, 9e, 10e paires ne présentent rien d'anormal à leur émergence. Vu par sa face postérieure, sur le plancher du 4e ventricule, le bulbe présente une légère asymétrie. La moitié gauche, au-dessous de la petite diagonale du losange, est un peu plus saillante et d'une teinte rose plus prononcée que la zone correspondante du côté opposé.

Une coupe, faite à cet endroit, montre un ramollissement récent du volume d'un petit pois au moins.

L'examen histologique a été fait au laboratoire d'anatomie pathologique, sous la direction de M. Devic.

Après inclusion à la celloïdine, des coupes ont été faites dans les deux portions du bulbe, au-dessus et au-dessous de la ligne de coupe où apparaissait microscopiquement la lésion.

Les coupes ont été colorées par la méthode de Nissl : l'hématéine-éosine, le picrocarmin.

L'une des moitiés du bulbe est le siège d'un ramollissement envahissant toute la région comprise entre l'olive qui est entamée par place et les noyaux du plancher du 4ᵉ ventricule. Ce foyer de ramollissement a respecté les noyaux de l'hypoglosse, le noyau sensitif des nerfs mixtes et celui de l'auditif. Il a détruit une partie de la racine descendante du trijumeau et le noyau ambigu (noyau moteur du pneumogastrique et du glossopharyngien).

L'état de ramollissement est constaté par l'état de moindre coloration et la raréfaction très manifeste des cellules de la névroglie.

On n'a pas observé de corps granuleux du ramollissement.

On constate de plus une inflammation embryonnaire très nette de la pie-mère, et une infiltration embryonnaire périvasculaire qui apparaît çà et là sur toutes les coupes. Cette infiltration périvasculaire est également très nette dans la moitié saine du bulbe, c'est la seule lésion que l'on constate sur ce côté de l'organe.

Observation VII

André Thomas. *Revue neurologique*, 1905, p. 16.

Hémiplégie progressive, hémiplégie alterne, ayant rétrocédé, 1886. — Troubles de l'équilibre, vertiges, anesthésie de la face, 1897. — Aggravation des troubles de l'équilibre, paralysie des membres inférieurs, paralysie faciale gauche, 1900. — Gâtisme, mort, 1902. — Anatomiquement, ramollissement bulbaire.

Observation résumée. — Femme de 58 ans. Bonne santé habituelle ; deux fausses couches, une à 7 mois, une à 6 mois. Mari mort jeune. Pas de syphilis certaine.

En 1880, la malade éprouve des douleurs de tête très intenses. Une hémiplégie s'installa lentement, progressivement, sans ictus. Les membres droits se sont affaiblis dans l'espace d'une dizaine de jours, en même temps que l'œil gauche se mettait « de travers ».

Sur les conseils de Charcot, la malade prit de l'iodure de potassium, et peu à peu les symptômes disparurent, l'œil revint à sa position normale, l'hémiplégie cessa, toutefois les membres du côté droit étaient notablement plus faibles que ceux du côté gauche.

A quelques mois de là, survinrent des vertiges très violents, qui occasionnèrent des chutes, soit en avant, soit en arrière, si bien que la malade ne pouvait sortir seule de chez elle.

Etat en mai 1898. — Force musculaire diminuée à droite. Réflexes tendineux exagérés à droite. Trépidation épileptoïde du pied droit.

Pas de contracture dans les membres affaiblis.

Face et jambes respectées.

Hypoesthésie sur le côté gauche de la face et le membre inférieur droit. Hypoesthésie manifeste pour le tact et la piqûre. La sensation de chaud, de froid, le sens musculaire, la sensibilité articulaire, le sens stéréognostic sont conservés parfaitement.

Les mouvements de bas en haut et de haut en bas de l'œil gauche sont difficiles. Les mouvements de latéralité sont mieux conservés.

La pupille droite réagit difficilement à la lumière, elle réagit mieux à la convergence. La pupille gauche est immobile.

La malade dit voir un peu mieux de l'œil droit.

Lorsque la malade est debout, ou si elle se met en mouvement, elle a le vertige d'une façon presque permanente ; il lui semble qu'elle est attirée en arrière et du côté gauche.

Lorsqu'elle est étendue ou appuyée, elle n'a pas le vertige.

Elle ne peut se tenir debout sans prendre un point d'appui, soit sur une chaise, soit sur son lit ; elle perd, en effet, immédiatement l'équilibre et risquerait de tomber quand on la pousse légèrement en arrière ou en avant.

Depuis que la malade est paralysée, elle présente un tremblement permanent à petites ocillations. Ce tremblement est accentué du côté droit.

Etat en août 1900. — Force musculaire diminuée à droite.

Pas de paralysie faciale.

Sensibilité normale pour tout le côté gauche et le membre supérieur droit ; altérée dans le membre inférieur droit ; le contact y est bien perçu, mais la sensibilité à la douleur est très diminuée.

Sens stéréognostic, sensation de position bien conservés.

Hypoesthésie occupant très exactement le domaine du trijumeau à gauche.

Réflexes exagérés des deux côtés, surtout à droite. Trépidations épileptoïde de la jambe droite. Babinski en extension.

Pas de rétrécissement du champ visuel. La pupille gauche, légèrement plus dilatée que la droite, ne réagit ni à la lumière ni à l'accommodation. A gauche, paralysie incomplète de la 3e paire. Le droit interne et le droit supérieur ne sont pas complètement paralysés.

Troubles de l'équilibre extrêmement accusés.

La malade se tient debout les pieds écartés, la base de sustentation élargie.

La station debout, les pieds rapprochés, est impossible. La malade, dans cette position, oscille et tomberait si on ne la retenait pas.

La station sur une seule jambe est impossible.

La malade marche les jambes très écartées. La progression est lente, la pointe du pied ne se détache du sol qu'avec hésitation.

De temps en temps, la malade est prise brusquement de vertiges qui augmentent les troubles de l'équilibre.

L'occlusion des yeux n'augmente pas beaucoup les phénomènes de déséquilibration.

La malade peut rester assise, mais seulement les genoux écartés. Elle est prise de vertige quand elle cherche à se relever.

Elle ne peut s'asseoir par terre ni se relever quand elle y est assise.

Etat en janvier 1901. — La malade ne peut plus se lever. Les vertiges sont constants et tellement intenses que la malade ne peut s'asseoir sur son lit.

Les mouvements volontaires sont très incertains, hésitants.

Les mouvements de latéralité des yeux provoquent du nystagmus horizontal.

En décembre 1902, paralysie faciale, parésie des membres inférieurs, paralysie rebelle du trijumeau, anesthésie de tout le territoire de ce nerf à gauche.

Gâtisme, troubles trophiques de l'œil, mort en 1903.

Autopsie. — A l'examen macroscopique, on notait seulement un épaississement très manifeste des méninges sur toute la hauteur de la moelle et du bulbe, sur la plupart des origines des nerfs crâniens et partiellement sur la 3e paire gauche.

Rien à noter aux hémisphères cérébraux.

Une coupe du bulbe pratiquée à l'union des deux tiers supérieurs et du tiers inférieur permit de constater une lésion en foyer ancienne de l'hémibulbe gauche.

La moelle était aplatie d'avant en arrière au niveau de la 2e racine dorsale, et une coupe transversale, pratiquée au même point, montrait un foyer de ramollissement récent prédominant sur le côté gauche.

Examen histologique. — Il existait des lésions bulbo-protubérantielles et cérébelleuses.

Sur les coupes du bulbe, il existe un épaississement manifeste de la pie-mère, qui est enflammée (infiltration embyonnaire avec endo et périartérite, endo et périphlébite).

Il existe une lésion très importante et deux lésions d'importance secondaire.

La première est un foyer de ramollissement de l'hémibulbe gauche, situé au niveau de l'union du tiers inférieur et des deux tiers supérieurs de l'olive inférieure. L'olive est respectée. La lésion a détruit la substance réticulée latérale du bulbe, la racine descendante du trijumeau, l'extrémité inférieure du corps restiforme, l'extrémité supérieure du noyau de Monakow. Elle est limitée en avant par l'olive inférieure et la partie correspondante de la toison, en arrière par l'extrémité supérieure du noyau de Burdach, en dedans par les fibres arciformes internes, en dehors par une très mince bordure des fibres myélinisées.

Cette lésion s'étend très peu en hauteur, c'est une lésion ancienne, car sur un petit fragment du bulbe fibré, au-dessus de la lésion, il n'existe plus de corps granuleux.

Les deux autres lésions de moindre importance consistent en deux petits foyers de sclérose en plaques, situés, l'un à gauche sur le faisceau central de la calotte à l'extrémité inférieure de la protubérance, l'autre à droite à l'extrémité supérieure du noyau du facial, en arrière de l'olive supérieure.

Les fibres du nerf vestibulaire gauche sont moins bien colorées par le Pal sur une partie de leur trajet intrabulbaire.

Le foyer bulbaire a eu pour conséquence une dégénérescence assez accusée du corps restiforme et de son segment postéro-antérieur. Cette dégénérescence est due à l'interruption des fibres du faisceau cérébelleux direct, du corps restiforme lui-même et de la substance réticulée du bulbe et du noyau de Monakow. Cette dégénérescence peut être poursuivie sur tout le trajet bulbo-protubérantiel du corps restiforme jusque dans le cervelet, où elle s'épuise entre le bord interne du noyau dural et le vermis dans le globulus et dans l'embolus.

CONCLUSIONS

I. — Les noyaux de terminaison du nerf vestibulaire forment à la limite du bulbe et de la protubérance, deux amas différents de substance grise. L'un, le noyau dorsal interne est assez nettement limité ; l'autre, mal limité, est le noyau de Deiters, se continuant sans interruption par le noyau de Bechterew, et uni par un pont continu de substance grise aux noyaux du toit du cervelet.

II. — De même que le nerf labyrinthique et ses organes d'origine (utricule, saccule, canaux semi-circulaires), les noyaux de terminaison bulbaire président à une fonction d'équilibration et de coordination motrice, physiologiquement prouvée.

III. — Des noyaux de Deiters et Bechterew partent de nombreuses fibres nerveuses destinées à des mouvements réflexes.

Il existe deux principaux faisceaux issus de ces noyaux :

a) L'un est descendant, faisceau vestibulo-spinal, que l'on peut suivre jusque dans la moelle lombaire, et dont les filets se terminent sur toute la hauteur de la moelle, dans la corne antérieure du même côté. Ce faisceau, dans sa partie bulbaire, abandonne en passant des filets nerveux à tous les noyaux d'origine et de terminaison des nerfs bulbaires sensitifs et moteurs.

b) L'autre faisceau est ascendant, vestibulo-mésencéphalique, il se termine dans les noyaux d'origine du moteur oculaire commun.

IV. — Physiologiquement, ces connexions sont des voies réflexes indispensables à l'équilibration et à la coordination de tous les mouvements, particulièrement à la coordination des mouvements associés des yeux et des réflexes indispensables à la station debout et à la marche.

V. — Il est établi depuis longtemps en pathologie que les lésions de la partie dorsale (calotte du bulbe et de la protubérance) donnent lieu, entre autres troubles, à des signes nets de défaut d'équilibration, vertige, latéropulsion, et cela, en dehors de toute lésion cérébelleuse.

VI. — Ce défaut d'équilibration paraît pouvoir être attribué à la lésion du noyau de Deiters ou du système complexe de connexions émané de lui.

VII. — Il paraît légitime de grouper, ainsi que l'a fait P. Bonnier, les différents symptômes bulbo-protubérantiels, dus aux lésions des différents noyaux, autour des symptômes constants et très nets : vertiges ou troubles de l'équilibration.

BIBLIOTHÈQUE NATIONALE R.F. IMPRIMÉS

BIBLIOGRAPHIE

BABINSKI ET NAGEOTTE. — Un nouveau syndrome bulbaire, *Revue neurologique*, 1902, p. 58 ; *Iconographie de la Salpêtrière*, p. 902.

Pierre BONNIER. — Note à la Société de biologie, 27 décembre 1902, sur un syndrome bulbaire.

— Sur un syndrome bulbaire, *Presse Médicale*, 1903, p. 174.

— Schémas bulbo-protubérantiels, *Presse Médicale*, 1903, p. 621.

— Syndrome bulbaire avec autopsie, *Presse Médicale*, 1903, p. 801.

— Le tabes labyrinthique, *Presse Médicale*, 1896, n° 48.

— Le vertige, Bibl. Charcot-Debôve.

— L'orientation, Bil. Scientia.

— Connexions du noyau de Deiters avec les nerfs moteurs oculaires, *Revue neurologique*, 1896, p. 203.

VAN GEHUCHTEN. — Leçons sur le système nerveux. Louvain, 1900.

— Connexions centrales du noyau de Deiters et des masses grises voisines. Le Névraxe, 1904, vol. VI, § I.

HEYRAUD. — Paralysie du moteur oculaire externe, d'origine otitique, thèse de Lyon, 1907.

LECLERC. — Ramollissement bulbaire aigu et syndrome cérébelleux, *Lyon Médical*, 1901, p. 533.

MORAT. — Traité de physiologie.

PEZZI CESARE. — Un cas de syndrome de Bonnier avec crises bulbaires. *Gazetta degli ospedali*, Milano, 5 mai 1907.

RAYMOND ET CESTAN. — Paralysie des mouvements associés au globe oculaire, *Revue Neurologique*, 1901, p. 70.

— Le syndrome protubérantiel supérieur, *Gazette des Hôpitaux*, 1903, p. 829.

RANJARD. — Vertigo labyrinthique, thèse Paris, 1905.

A. THOMAS. — Syndrome cérébelleux, syndrome bulbaire, *Revue Neurologique*, 1905, p. 16.

— Connexions du noyau de Deiters, Société de Biologie, 1896.

— Terminaison centrale de la racine labyrinthique, Société de Biologie, 1898, p. 295.

BOUCHARD ET BRISSAUD. — *Traité de médecine*. Articles : Bulbe Protubérance.

BIBLIOTHÈQUE NATIONALE
R.F.
IMPRIMÉS

15066 — Imprimeries Réunies, rue Rachais, 8, Lyon.

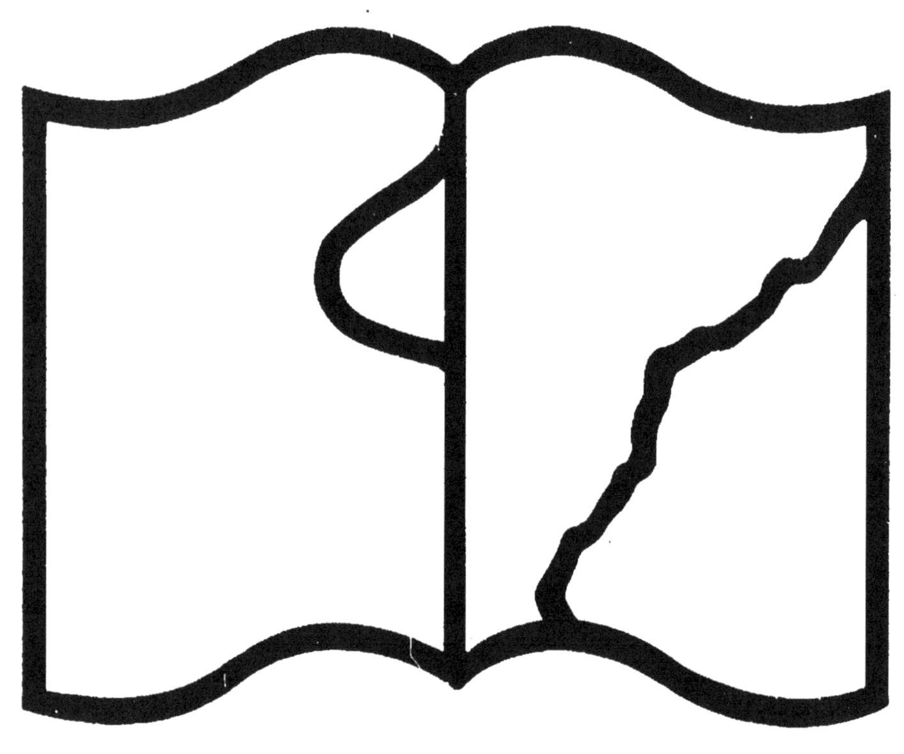

Texte détérioré — reliure défectueuse

NF Z 43-120-11

www.ingramcontent.com/pod-product-compliance
Ingram Content Group UK Ltd.
Pitfield, Milton Keynes, MK11 3LW, UK
UKHW021620260726
13965UKWH00007B/1379

9 782013 548182